皇汉医学精华书系

药治通义

[日]丹波元坚◎撰
王春燕　田思胜◎校注

中国健康传媒集团
中国医药科技出版社

内容提要

《药治通义》，日本丹波元坚编著，虽名以“药”字为首，实则是中医治法规矩之书。内容包括用药勿偏执，老人、妇人、幼儿用药法，治有初中末，作丸散酒膏法等共104论，每论集我国历代诸家之论，后附元坚按语及其发挥，即“旁五而参审，掇其精切者”。本书内容密切结合临床实际，阐明遣方用药之法，临证法度之宜忌，宜于临床医生阅读。

图书在版编目（CIP）数据

药治通义 /（日）丹波元坚著；王春燕，田思胜校注．— 北京：中国医药科技出版社，2019.9

（皇汉医学精华书系）

ISBN 978-7-5214-1134-8

Ⅰ．①药…　Ⅱ．①丹…②王…③田…　Ⅲ．①中药疗法—研究　Ⅳ．① R243

中国版本图书馆 CIP 数据核字（2019）第079477号

美术编辑　陈君杞

版式设计　也　在

出版　**中国健康传媒集团**｜中国医药科技出版社

地址　北京市海淀区文慧园北路甲22号

邮编　100082

电话　发行：010－62227427　邮购：010－62236938

网址　www.cmstp.com

规格　710×1000mm 1/16

印张　10 3/4

字数　160千字

版次　2019年9月第1版

印次　2023年6月第2次印刷

印刷　三河市万龙印装有限公司

经销　全国各地新华书店

书号　ISBN 978-7-5214-1134-8

定价　32.00元

获取新书信息、投稿、为图书纠错，请扫码联系我们。

丛书编委会

前　言

中医学博大精深，源远流长，不仅为中华民族的繁衍昌盛做出了巨大贡献，同时远播海外，对世界医学的发展影响极大。

中国与日本是一衣带水的邻邦，中医学对日本的影响尤其重大。早在秦朝中医药文化就已经传播到了日本，《后汉书》载徐福等上书言海中有三神山，于是秦始皇遣"福入海求仙"而达日本。相传徐福通医术，精采药和炼丹，被日本人尊为"司药神"。南北朝时期，吴人知聪携《明堂图》共一百六十四卷到日本，对日本汉方医学的发展产生了重要影响，之后出现了一些著名的医家和医著，形成了早期的汉方医学。隋唐时期，日本派往中国的遣隋使、遣唐使学习佛法、政治与文化，同时也把中国的中医药书籍如《四海类聚方》《诸病源候论》等带回了日本。日本大宝年间，天皇颁布"大宝令"，采纳唐制设置医事制度、医学教育、医官等，并将《针灸甲乙经》《脉经》《小品方》《集验方》《素问》《针经》《明堂》《脉诀》等列入医生学习必修书目，仿效中医。除此之外，还邀请中国高僧鉴真东渡日本，传律讲经，传授中医药知识和药材鉴别方法等。自此，日本朝野上下，重视中医，出现了许多以研究中医学而著称的学者。公元984年，日本医学界产生了一部极为重要的著作，即丹波康赖撰写的《医心方》，主要从我国中医经典医籍中摘要精华内容，经改编后用日文出版，成为中日医药交流一大成果，影响日本医学界近百年。金元时期，中国出现了金元四大家，形成了著名的学术流派，同样在日本也形成了三大流派。日本医家田代三喜留华12年，专攻李杲、丹溪之学，回国后成立了"丹溪学社"，奉丹溪翁为医中之圣，后传其学至弟子曲直濑道三，曲直濑道三以朱丹溪理论为核心，汇入个人经验形成独自的医学体系"后世派"。明代初期，《仲景全书》和宋版《伤寒论》在日本出版，引起了很大轰动，许多医家热衷研究和学习《伤寒论》，加之当时儒教盛行，国学复古思潮高涨，与此相应也出现了提倡医学应复归于古代中国医学根本的呼声。结合当时中国在中医研究方面注重《伤寒论》的情况，伊藤仁斋等认为《伤寒论》是医学的原点，主张复古，从张仲景《伤寒论》原点研究《伤寒论》，之后形成了以吉益东洞为代表的"古方派"。此时期，荷兰医学在日本开始盛行，采用汉方医学与荷兰医学折衷方法行医的医家逐渐增多，出现了《解体新书》等西洋医学与汉方医学结合的著作，形成了"折衷派"。

古方派重视中国古典医学著作如《黄帝内经》《神农本草经》《伤寒杂病论》，

其中尤为推崇张仲景所著的《伤寒论》与《金匮要略》，奉张仲景的著作为圭臬。主张医方亦应回归到医学的真正古典，亦即东汉时代《伤寒杂病论》为主的观点，树立以《伤寒论》为中心的医学体系作为目标，用《伤寒论》中的独自法则来解释《伤寒论》。认为《伤寒论》113方中的绝大多数方剂适合于临床应用，其治疗理论应当分型证治，由此奠定了汉方医学重视实证治疗并崇尚古典经方应用的基础。

正是在这种风气下，吉益东洞从《伤寒论》原点出发，针对《伤寒论》和《金匮要略》中的方药设计了一套特定处方对应特定证候的“方证相对”医疗方案，并重新整理拆解《伤寒论》和《金匮要略》。选用二书220首方剂，采取“以类聚方”，重新编排，集原书各篇中方剂应用、辨证立法条文列于该方之后，后附作者的考证及按语，解释原文中症状特点和方证内涵，编写了《类聚方》一书。同时，他对《伤寒论》《金匮要略》中常用54种药物进行研究，每品分考征、互考、辨流、品考四项，“指仲景之证，以征其用；辨诸氏之说，以明其误”，主张“万病一毒”，认为用药治病是以毒攻毒，进而撰成《药征》一书。

清代乾嘉时期朴学兴起，考据之风盛行。此风传入日本后，各地文运大兴，风靡日本儒医两界。江户儒家山本北山、大田锦城、龟田鹏斋等建立了日本考证学派。作为山本北山学生的丹波元简与其子丹波元胤、丹波元坚，亦深受儒家思想的熏陶。在儒家重现实、重人文传统的影响下，丹波元简父子重视清儒与医家著作的研究。他们兼通医儒，上承家学，旁通中国经史小学，秉承清儒的治学态度，借鉴清儒的治学方法，参考和引用中国历代医家的研究成果，客观真实，撰成如《伤寒论辑义》《金匮玉函要略辑义》《脉学辑要》《素问识》《灵枢识》《医賸》《救急选方》《伤寒论述义》《金匮玉函要略述义》等著作，集众家之长于一炉，驳误纠讹，分明泾渭，发前人所未发。又参稽相关的医籍文献，持之以医理，征之以事实，旁征博引，穷源竟委，廓清了一批聚讼纷纭的问题。其严谨文献考证学态度，深受中日两国学界好评。

《皇汉医学精华书系》选取吉益东洞、丹波元简父子、汤本求真等古方派医家中的精华医著，进行校注整理，付梓刊印，以期为广大读者呈现日本古方派医家研究以《伤寒论》为代表的医著精华。

由于水平有限，虽几经努力，但选书校注等定会存在不足之处，恳请读者不吝赐教，批评指正。

田思胜

2019年8月于山东中医药大学

校注说明

丹波元坚（1795 ~ 1857 年），字亦柔，号茝庭。出身汉方医学世家，其曾祖父丹波元孝，于江户时代开创跻寿馆讲习汉方医学。祖父丹波元德，改跻寿馆为官府医学馆，门人云集，优秀医者辈出。父丹波元简，精于考证之学，为日本江户时代汉方医学考证学派之创始人、代表人物之一。丹波元坚与其兄丹波元胤承继父业，一生潜心研究、考据文献、整理医籍，为古医籍的保存及传承做出巨大贡献。

丹波元坚于 1839 年撰《药治通义》十二卷。该书共设 104 个专题，分而述之，每个专题首列名家原文并标明出处，后附作者按语。其中涉及医家俞守约、张志聪、缪仲淳、孙真人、徐洄溪、寇宗奭、李念莪、冯楚瞻、吴又可、朱丹溪、刘松峰、张景岳、喻嘉言、王海藏、赵以德等，书籍在汇集历代诸家之说的基础上，密切结合临床实际，附以己义，多有发挥，阐明了处方遣药通义。

本次校勘以《聿修堂医学丛书》本为底本，以《皇汉医学丛书》本为校本。

本次校勘具体处理原则如下。

（1）采用现代标点方法，对原书进行重新句读。

（2）原繁体竖排改为简体横排，原书中代表前文的“右”字，一律改为“上”字。

（3）药名尽量规范统一。

（4）底本中的异体字、古体字、俗写字等，统一以规范字律齐。

（5）通假字出校注说明。

（6）对书中难解字词加以注释。

（7）底本中明显的错讹之处，径改；凡底本与校本不同，显系底本错误者，则据校本改；凡底本与校本不同而文义皆通，或难以判定何者为是，可酌情出校记以存异；凡底本引用他书之处有删节或改动，不失原意者，不改动。凡底本无误，校本有误者，一律不出校记。

校注者

2019 年 5 月

药治通义序

医有大法焉，病之为变不可端倪，则当就大法，而求法外之法已。苟鲁莽自逞，不知有古人之矩度，讵能得达圆活之机，治沉艰之患乎？所谓法者，诊视有法，辨证有法，针灸有法，用药有法，他及达生之技，理伤之术，各靡不有法，而用药一法实为紧要。但前贤所论，颇失泛冗，且从无纂本，人少寻绎。元坚不敏，深慨于斯，因取家所藏书，钩索讨究，旁互而参审，掇其精切者，厘为十二卷，名曰《药治通义》。言者之后先，固所不拘，然事必征古，其次第诸说，要义趣相须，详略相资，其余义可证，及宜备一说者，并类附各款。倘遇语句有疵，夹注于其下，更质诸实验，赘述鄙见。如诸迂拘难信，杜撰无据者，概置不录。廿余年来，易稿者五，中间补苴[①]，不知凡几也。盖用药施治之宗兆，补泻汗吐之理，汤散丸膏之致，以至方药纲领，煮服条例，逐层辨析，瞭然易睹矣。顾荧烛之见，去取何当，然彼大法者，略存其梗概，则欲求法外之法者，庶几有须于此欤？如夫神诣妙悟，去方略如何者，固存于其人云。

天保丙申正阳之月东都医官丹波元坚亦柔一字茝庭撰

---

① 补苴（jū 拘）：弥补缺漏之义。

目　录

卷第一

卷第二

卷第三

卷第四

卷第五

卷第六

卷第七

卷第八

卷第九

卷第十

卷第十一

卷第十二

卷第一

用药勿偏执

俞守约曰：近时医者，偏执己见，或好用热药，或好用凉药，然《素问》有异法方宜论，抑何尝偏执邪耶。古之良医，必量人之虚实，察病之阴阳，而后投以汤剂，或补或泻，各随其证。若的是阳虚失血，治以干姜附子；诸虚百损，补以人参黄芪；痰热壅嗽，清以芩连；大便结热，利以硝黄；其法岂尽废乎？许叔微有云，形有寒邪，虽婴孩亦可服金液；脏有热毒，虽老羸亦可服大黄。至哉！通变之说也。《续医说》按许语，未审出典。

张隐庵曰：中者不偏，庸者不易。医者以中庸之道存乎衷，则虚者补，实者泻，寒者温，热者凉，自有一定之至理。若偏于温补，偏于凉泻，是非中非庸矣。夫医道，上通天之四时六气，地之五方五行，寒热温凉，信手拈来，急者急治，缓者缓治，若仅守平和之橘皮汤者，又执中无权也。溯观古今，多有偏心，偏于温补者，惟用温补，偏于清凉者，惯用清凉，使病人之宜于温补者，遇温补则生，宜于凉泻者，遇清凉则愈，是病者之侥幸以就医，非医之因证以治病也，岂可语于不偏不易之至道哉！《侣山堂类辨》

按：天下之事，莫不患偏而医为甚焉。盖时有寒暑，地有燥湿，贵贱贫富，虚实有别，老壮妇儿，强弱各异，况人之素禀，有阴阳之偏胜，病之流布，有今古之不均，或一人之身而寒热异位，病之传化，又首末殊情。疾证之所以万变而不可穷极也。是以药之补泻温凉，治之擒纵缓急，倘举一而废百，其贻害含灵，不可胜道。奈何古今医家，往往坚持一说，胶柱不移。宋人既有斗火盘冰之诮，而如刘张李朱四家，断断然务立门户。最不能无偏，故元儒许鲁斋论梁宽甫病证书，既辨其失曰：近世论医，有主河间刘氏者，有主易州张氏者。张氏用药，依准四时阴阳升降而增损之，正《内经》四气调神之义。医而不知此，妄行也。刘氏用药，务在推陈致新，不使少有怫郁，正造化新新不停之义。医而不知此，无术也。然而主张氏者，或未尽张氏之妙，则瞑眩之剂，终莫敢投，至失几后时，而不救者多矣。主刘氏者，或未悉刘氏之蕴则劫效目前，阴损正气，遗祸于后日者多矣。能用二家之长，而无二家之弊，则殆庶几乎。真达者之见，后学之炯戒矣。若缪仲淳、李念莪诸人，又谓后世元气转薄，治当以补养为主，出《神农本草经疏》《医宗必读》而其弊失之畏葸。又，此间有借口古方者，谓病皆有毒，治当以攻伐为主，而其弊失之疏暴。故祖考蓝溪府君尝著“平言”一篇，以纠驳之，大旨谓《素问》之叙年寿与今时不异，明是人之禀赋固无今古之差，则不可言后世专宜补药。唐笠山《吴医汇讲》有管心凝斋“古今元气不甚相远”说，其意与祖考符轩岐之书，间及调养；仲景之方，不乏救阳。而病之属虚者，非填补不能愈，则不可言治病专在攻伐。可谓持正之言矣。大抵医者先入为主，偶有屡次得效之药，则僻意倾倒，滥用而不顾；或张皇其说，讹以传世，则自误误人，其为害又岂可胜道哉？学者深惩前辙，潜研轩岐、仲景之法，旁及诸家之所长，反复寻讨，裒以为我用，平心静气，务消除门户之见；每对病者，精加甄辨，假令一时之权，专主一格，亦晓然洞悉于病之情机，必归之于至当，庶几措施无谬，是谓之纯医矣。如所谓仅守平和，执中无权者，亦犹偏心之徒也。盖医家之弊，莫甚于偏执，故首表其害，使学者有所省悟云。

用药有四时之辨

缪仲淳曰：夫四时之气，行乎天地之间。人处气交之中，亦必因之而感者，其常也。春气生而升，夏气长而散，长夏之气化而软，秋气收而敛，冬气藏而沉。人身之气，自然相通。是故生者顺之，长者敷之，化者坚之，收者肃之，藏者固之。此药之顺乎天者也。春温夏热，元气外泄，阴精不足，药宜养阴；秋凉冬寒，阳气潜藏，勿轻开通，药宜养阳。此药之因时制用，补不足以和其气者也。然而一气之中，初中末异；一日之内，寒燠或殊。假令大热之候，人多感暑，忽发冰雹，亦复感寒。由先而感则为暑病，由后而感则为寒病。病暑者投以暑药，病寒者投以寒药。此药之因时制宜，以合乎权，乃变中之常也。此时令不齐之所宜审也。假令阴虚之人，虽当隆冬，阴精亏竭，水既不足，不能制火，则阳无所依，外泄为热，或反汗出，药宜养阴，地黄、五味、鳖甲、枸杞之属是已。设从时令，误用辛温，势必立毙。假令阳虚之人，虽当盛夏，阳气不足，不能外卫其表，表虚不任风寒，洒淅战栗，思得热食，及御重裘，是虽天令之热，亦不足以敌其真阳之虚，病属虚寒，药宜温补，参、芪、桂、附之属是已。设从时令，误用苦寒，亦必立毙。此药之舍时从证者也。假令素病血虚之人，不利苦寒，恐其损胃伤血。一旦中暑，暴注霍乱，须用黄连、滑石以泄之；本不利升，须用葛根以散之。此药之舍证从时者也。从违之际，权其轻重耳。至四时所伤，因而致病，则各从所由。《神农本草经疏》

按：四时用药，诸说颇繁，缪氏之论特得窾要，故余不具录。

用药有方土之宜

孙真人曰：凡用药，皆随土地所宜。江南岭表，其地暑湿热，肌肤薄脆，腠理开疏，用药轻省；关中河北，土地岗糁，其人皮肤坚硬，腠理闭实，用药重复。《千金方》

俞守约曰：昔闻老医云：治北方之疾，宜以攻伐外邪为先；治南方之疾，宜以保养内气为本。盖北方风气浑厚，禀赋雄壮，兼之饮食倍常，居室俭素，殊少戕贼元气之患，一有疾病，辄以苦寒疏利之，其病如脱，而快意通神矣；若夫东南之人，体质柔脆，腠理不密，而饮食色欲之过侈，与西北之人迥异，概以苦寒之剂攻之，不几于操刃而杀人乎？余因其言而推广之，曰：北人禀气固厚，安能人人皆实？南人禀气虽薄，安能人人皆虚？学者当以权变处治，因其虚实而药之，斯无一偏之弊矣。《续医说》按：此说《古今医统》引丹溪，当考。

徐洄溪曰：人禀天地之气以生，故其气体随地不同。西北之人，气深而厚，凡受风寒，难于透出，宜用疏通重剂；东南之人，气浮而薄，凡遇风寒，易于疏泄，宜用疏通轻剂。又西北气寒，当用温热之药，然或有邪蕴于中，而内反甚热，则用辛寒为宜；东南地温，当用清凉之品；然或有气随邪散，则易于亡阳，又当用辛温为宜。至交广之地，则汗出无度，亡阳尤易，附、桂为常用之品。若中州之卑湿，山陕之高燥，皆当随地制宜，故入其境，必问水土风俗而细调之。不但各府各别，即一县之中，风气亦有迥殊者，并有所产之物，所出之泉，皆能致病。土人皆有极效之方，皆宜详审旁察。若恃己之能，执己之见，治竟无功，反为土人所笑矣。《医学源流论》

按：岐伯有“异法方宜论”，而“五常政大论”辨高下温凉之异。自来诸家之说，其意大约相同，仍不繁引。夫皇国六千余里之幅员，西海北陆，其药犹不无斟量，而今之医有笃信邈焉绝域之术，以欲疗此地之人者，惑矣哉。往年琉球信使来朝，时方寒冻，从者频病。彼医守其国套法，专施辛温，毙者甚多。然则人入他乡，必为风土所移，亦不可不知也。

用药有贵贱之别

寇宗爽曰：贵豪之家，所养既与贫下异，忧乐思虑不同，当各逐其人而治之。后世医者，直委此节闭不行，所失甚矣。尝有一医官，暑月与贵人饮，贵人曰：我昨日饮食所伤，今日食减。医曰：可饵消化药，他人当服十丸，公当减其半。下咽未久，疏逐不已，几致毙。以此较之，虚实相辽，不可不察。《本草衍义》

李念莪曰：大抵富贵之人多劳心，贫贱之人多劳力；富贵者膏粱自奉，贫贱者藜藿苟充；富贵者曲房广厦，贫贱者陋巷茅茨。劳心则中虚而筋柔骨脆，劳力则中实而骨劲筋强。膏粱自奉者，脏腑恒娇；藜藿苟充者，脏腑恒固。曲房广厦者，玄腑疏而六淫易客；茅茨陋巷者，腠理密而外邪难干。故富贵之疾，宜于补正；贫贱之疾，利于攻邪。易而为治，比之操刃。虽然贫贱之家，亦有宜补，但攻多而补少；富贵之家，亦有宜攻，但攻少而补多。是又当以方宜为辨，禀受为别，老壮为衡，虚实为度，不得胶于居养一途而概为施治也。《医宗必读》

冯楚瞻曰：富贵者，纵情极欲，虑远思多，销铄无非心肾之脂膏；贫贱者，少怒寡欲，愿浅易足，所伤无非日生之气血。故富贵之病多从本，贫贱之病每从标，实有异耳。《锦囊秘录》

张石顽曰：膏粱之治多难愈，以其豢养柔脆，痰涎胶固乎上，精神凋丧乎下，即有客邪，非参无以助诸药之力；黎霍之患都易除，以其具体坚韧，表邪可以恣发，里邪可以峻攻，纵有劳伤，一术足以资百补之功。《医通》

按：《后汉书》郭玉对和帝，论疗贵者有四难，其一为骨节不强，不能使药。诸家所论，皆此意也。又，陈藏器《本草拾遗》曰：众味则贵要，单行乃贫下。《证类本草·序例》引。叶石林《避暑录话》曰：古方施之富贵人多验，贫下人多不验；俗方施之贫下人多验，富贵人多不验。吾始疑之，乃卒然而悟曰：富贵人平日自护持甚谨，其疾致之必有渐，发于中而见于外，非以古方术求之，不能尽得。贫下人骤得于寒暑燥湿、饥饱劳逸之间者，未必皆真疾，不待深求其故，苟一物相对，皆可为也；而古方节度，或与之不契云云。二家之言，或有其理，仍录备考。

又按：人之禀赋强弱，固有不拘贵贱贫富者，更有上下之虚实不同者，与中外之寒热不侔者，及宿疾有无，皆施治之际所宜加意也。且强人阳胜，弱人阴胜；此自然之势，不待辨而知也。然又有体气虽弱，阳气素亢者；有体气虽强，阴寒内伏者。古人所谓阳脏人、阴脏人者，即此谓也。苏老泉《几策·审势》曰：譬之一人之身，将欲饮药饵石，以养其生，必先审观其性之为阴，其性之为阳，而投之以药石。药石之阳，而投之以阴；药石之阴，而投之以阳，故阴不至于涸，而阳不至于亢。苟不能先审观己之为阴，与己之为阳，而以阴攻阴，以阳攻阳，则阴者固死于阴，而阳者固死于阳，不可救也。此言本出譬喻，而真理到之言矣。又，前辈有谓治平扰攘，用药有分者，然从未见精论，仍不登载。

老人用药法

陈令尹曰：常见世人治高年之人疾患，将同年小，乱投汤药，妄行针灸，以攻其疾，务欲速愈。殊不知上寿之人，血气已衰，精神减耗，危若风烛，百疾易攻，至于视听不至聪明，手足举动不随其志，身体劳倦，头目昏眩，风气不顺，宿疾时发，或秘或泄，或冷或热，此皆老人之常态也。不顺治之，紧用汤药，按：《医说》引作“不须紧用汤药”，务求痊瘥，往往因此别致危殆。且攻病之药，或汗或吐，或解或利。缘衰老之人，不同年少真气壮盛，虽汗吐转利，未至危困。其老弱之人，若汗之则阳气泄，吐之则胃气逆，下之则元气脱，立致不虞，此养老之大忌也。大体老人药饵，止是扶持之法，只可温平、顺气、进食、补虚、中和之剂治之，不可用市肆赎卖、他人惠送、不知方味及狼虎之药。与之服饵，切须审详。若身有宿疾，或时发动，则随其疾状，用中和汤药调顺，三朝五日，自然无事。然后惟是调停饮食，依食医之法，随食性变馔治之，此最为良也。《奉亲养老书》

吴又可曰：三春旱草，得雨滋荣；残腊枯枝，虽灌弗泽。凡年高之人，最忌剥削。设投承气，以一当十；设用参术，十不抵一。盖老年营卫枯涩，几微之元气，易耗而难复也。不比少年气血生机甚捷，其势浡[①]然，但得邪气一除，正气随复。所以老年慎泻，少年慎补，何况误用耶？万有年高禀厚，年少赋薄者，又当从权，勿以常论。《温疫论》

---

① 浡（bó 伯）：旺盛的样子。

按： 朱丹溪《格致余论》，论老人血少，不宜乌附燥药。

又按： 寇宗奭《本草衍义》曰：凡人少、长、老，其气血有盛、壮、衰三等，故治法亦当分三等。其少日服饵之药，于壮老之时，皆须别处之，决不可忽也。世有不留心于此者，往往不信，遂致困危，哀哉！斯说为当。而刘河间《保命集》载珞琭子说，辨人之幼壮老有四等，其治各不同，文繁不录也。

小儿用药法

曾省翁曰：凡疗小儿，非以一体之谓，不可同常之见。所言投药者，或用投之于简径也，投之于端的也，投之久练纯熟也，投之穷研精研也，投之益后，投之胜前，良工用心之至，是谓投药之专。若以重剂投于雏乳小也，或以峻药投于贵峻，谓严紧药也，直不可混淆而设，造次而施。合以通利者，审问扶而下之；当用益补者，察详按而调之，孰谓恣妄之有耶？所谓不可攻击者，曰虚，曰幼，曰娇，曰重；不宜冒致者，曰久，曰闭不言所受，曰冗用药众多，曰竞争与攻击。复加以母之情僻执滞也，父之性急愚憨也，子之意顽不服药也，病之候难传过坏证，母之滞神，父之执祟，如此人事，曷可勉强而与劳心枉究哉？《活幼口议》

刘通真曰：经言六岁已下为小儿。然小儿与大人异疗者，以有撮口、急慢惊、忤、疳、痫等候，当须别为方论，余病与大人不殊如吐泻、伤风、伤寒之类，受病一同大人，兼取同用之。然小儿纯阳，病则热多冷少，其药宜少冷于大人为得；其有用温药处，当以意减损之如水泻、白痢、胃冷之类，亦用温药也。若丸散用之，亦在医者裁酌。刘方明《幼幼新书》引《万全方》

张戴人曰：夫乳者，血从金化而大寒，小儿食之，肌肉充实。然其体为水，故伤乳过多，反从湿化，湿热相兼，吐痢之病作矣。医者不明其本，辄以紫霜进食比金白饼之属，其中皆巴豆、杏仁，其巴豆大热有大毒，杏仁小热有小毒。小儿阳热，复以热毒之药，留毒在内，久必变生，故刘河间先生以通圣、凉膈、神芎、益元治之，皆无毒之药。或曰：此大人所服之药，非小儿所宜也。余闻笑曰：大人、小儿，虽年状不同，其五脏六腑岂复殊耶？大人服多，小儿服少，其实一也。《儒门事亲》

梁逢尧曰：调治小儿之法，当须慎护肾、胃气也。缘小儿未有天癸之旺，而常依四时胃气为本，故不病之治，不可容易损其胃气也。胃气一虚，病皆滋长，轻者至重，重者必死，此决然之理也。观今医者，不深念虑，而云小儿纯阳之气，凡有疾病，须当疏下。是以世之为医者，执此而妄恣疏泄，因此而死毙者，不可胜纪，良可叹也。虽然，疏下在乎审谛而不可过，调理小儿之要也。《幼幼新书》引《惠眼观证》

张景岳曰：有谓小儿为纯阳之体，故多宜清凉之治者，此说尤为误人。按“上古天真论”曰：女子二七，男子二八，而后天癸至。夫天癸者，阴气也。小儿之阴气未至，故曰纯阳，原非阳气有余之谓，特稚阳耳。稚阳之阳，其阳几何？使阳本非实，而误认为火，则必用寒凉，妄攻其热。阴既不足，又伐其阳，多致阴阳俱败，脾肾俱伤，又将何所藉赖而望其生乎？又，王节斋曰：小儿无补肾法。谓男至十六而肾始充满，既满之后，妄用亏损，则可用药补之。若受胎之时，禀之不足，则无可补；禀之原足，又何待于补也？呜呼，此何说耶？夫小儿之阴气未成，即肾虚也；或父母多欲，而所禀水亏，亦肾虚也。阴既不足，而不知补之，阴绝则孤阳亦灭矣，何谓无可补耶？此义惟薛立斋独得之。《类经》○按：钱仲阳既有地黄丸方，薛氏实祖其意，非独得之也。

冯楚瞻曰：治小儿疾病，较之男子、妇人，其难尤甚。但小儿易怒伤肝，恣食伤脾；大人穷欲伤肾，多思伤心，郁思伤脾，恼怒伤肝，悲哀伤肺。故书治小儿之法，犹浣衣之去垢者居多，以其所犯多属标证也；治大人之法，犹植树之培根者居多，以其所犯多属本证也。然小儿亦有因先天怯弱致疾，大人亦有因倍食伤胃抱疴；小儿而犯不足，大人而犯有余，于此并可互参。况气血有偏而成病，病则怪变百端，大人而犯小儿之病，小儿而犯大人之病，病既雷同，治何可执？《锦囊秘录》

徐洄溪曰：小儿之与成人，即病相同者，治亦迥异。如伤食之证，反有用巴豆、硇砂；其余诸证，多用金石峻厉之药，特分两极少耳。此古人真传也，后世不敢用，而以草木和平之药治之，往往迁延而死。此医者失传之故。《医学源流论》

按：《千金》“小儿门”云：治其时行，节度故如大人法，但用药分剂少异，药小冷耳。此通真所本也。盖娇嫩之体，肠胃绵脆，虚实寒热，皆易更变，古人所论当矣。惟禀厚壮实，其病属热者，苦寒克伐，固所不妨；禀薄羸弱，其病属寒者，辛温补益，是其主对。金石之药，亦或有可施，但云之多用则谬矣。要之，诸家之见，俱不能无失，今骈举之，以备学者酌中焉。又，《圣惠方》“诊豆疮论”曰：凡食乳婴孩，汤药不可与童儿同疗，则药过剂必有损也。又曰：若用汤药，宜疗于乳母也。二说俱是。如服药多少，其说载第十二卷中，宜并参。

妇人用药法

孙真人曰：夫妇人之别有方者，以其胎妊、生产、崩伤之异故也。是以妇人之病，比之男子，十倍难疗。经言：妇人者，众阴所集，常与湿居，十四以上，阴气浮溢，百想经心，内伤二脏按：《玉函经》作“五脏”，外损姿颜，月水去留，前后交互，瘀血停凝，中道断绝，其中伤堕，不可具论生熟。按："生熟"，《外台秘要》引作“矣然。五脏虚实交错，恶血内漏，气脉损竭；或饮食无度，损伤非一；或疮痍按：《玉函》作“胎疮”。未愈，强合阴阳；或便利于悬厕之上，风从下入，便成十二痼疾，所以妇人别立方也。若是四时节气为病，虚实冷热为患者，故与丈夫同也。惟怀胎妊而挟病者，避其毒药耳。其杂病与丈夫同，则散在诸卷中，可得而知也。然而女人嗜欲多于丈夫，感病倍于男子，加以慈恋爱憎，嫉妒忧恚，染著坚牢，情不自抑，所以为病根深，疗之难瘥。《千金方》○按：“妇人之病”至“成十二痼疾”，本出《玉函经》。《玉函》又曰：男子病者，众阳所归，常居于燥，阳气游动，强力施泄，便成劳损。葛仙翁曰：凡妇人诸病，兼治忧恚，令宽其思虑，则病无不愈。张季明《医说》引

按：陶隐居“本草序例”曰：褚澄疗寡妇、尼僧，异乎妻妾，此是达其性怀之所致也。即与上说同趣矣。严子礼《济生方》云：治疗之法，女子当养血抑气，以减喜怒。释澹寮《集验方》云：治妇人之疾，当先为抑阳助阴，兼理七情，使无郁抑之怀，当自安养也。按：许学士《本事方》云：大率妇人妊娠，惟在抑阳助阴。孙允贤《医方集成》云：妇人宜耗其气以调其经，男子息养其气以全其神。盖皆本于真人也。

又按：陈良甫《妇人良方》引《产宝方·序论》曰：大率治病，先论其所主，男子调其气，女子调其血，气血人之神也，不可不谨调护。《活人书》亦举此语，以谓此大略之词。妇人伤寒，皆可于男子药中选用，岂必调血而后行汤耶？王海藏《医垒元戎》更有详辨，当阅。

或者以妊娠毋治，有伤胎破血之论。夫岂知邪气暴戾，正气衰微，苟执方无权，纵而勿药，则母将羸弱，子安能保？上古圣人谓：重身毒之，有故无殒，衰其大半而止。盖药之性味，本以疗疾，诚能处以中庸，与疾适当，且知半而止之，亦何疑于攻治哉？又况胞胎所系，本于生气之原，而食饮与

药入于口而聚于胃，胃分气味，散于五脏，苟非大毒驶剂，岂能遽达于胞胎耶？所谓母治则过矣。《圣济经》

王海藏曰：安胎之法有二，如母病以致动胎者，但疗母则胎自安；或胎气不固，或有触动，以致母病者，宜安胎则母自愈。萧慎斋《女科经纶》引

按：《圣济经》本于“六元正纪大论”，极为切实。考“本草序例”举堕胎药数十种，孙真人亦有避毒药之语。然仲景有桂枝茯苓丸、附子汤等方。今遇母有病，则不问何药，对证施用，无有半产及动胎之忧。特脑、麝之类，香窜利窍，实在所畏已。张茂之《究原方》云：仆屡医妊妇患伤寒结胸并杂病，所合用药皆寻常孕妇之所忌者，投之病痊，至产初无所犯。梶原性全《万安方》引。吴又可《温疫论》论妊娠时疫，用三承气，有曰：若腹痛如锥，腰痛如折，此时未堕欲堕之候，服药亦无及矣，虽投承气，但可愈疾而全母。又曰：结粪瘀秽，肠胃间事也；胎附于脊，肠胃之外，子宫内事也。药先到胃，瘀热才通，胎气便得舒养，是以兴利除害于顷刻之间，何虑之有？皆笃论也。如安胎之药，则当察其人素禀与宿疾，而温凉适宜。仲景有当归散、白术散二方，其意可见也。诸家所说，萧慎斋《经纶》一书，纤悉具载，兹不繁录。

叶以潜曰：《良方》云：产后以去败血为先，血滞不快，乃成诸病。夫产后元气既亏，运行失度，不免瘀血停留，治者必先逐瘀，瘀消然后方可行补，此第一义也。今人一见产后有内虚证，遽用参芪甘温之剂，以致瘀血攻心而死，慎之。《士林余业医学全书》

徐洄溪曰：至如世俗相传之邪说，如“胎前宜凉，产后宜温”等论，夫胎前宜凉，理或有之。若产后宜温，则脱血之后，阴气大伤，孤阳独炽；又，瘀血未净，结为蕴热，乃反用姜桂等药，我见时医以此杀人无数。或云：产后瘀血，得寒则凝，得热则行。此大谬也。凡瘀血凝结，因热而凝者，得寒降而解；因寒而凝者，得热降而解。如桃仁承气汤，非寒散而何？未闻此汤能凝血也。盖产后瘀血，热结为多，热瘀成块，更益以热，则炼成干血，永无解散之日，其重者阴涸而即死，轻者成坚痞、褥劳等疾。惟实见其真属寒气所结之瘀，则宜用温散。故凡治病之法，不本于古圣，而反宗后人之邪说，皆足以害人。诸科皆然，不独妇科也。《医学源流论》

按：产后禁温药，张戴人《儒门事亲》既有其说。前哲或曰：产后大补气血为主。或曰：地黄性滞，白芍酸寒伐生气，俱非产后所宜。其他诸说不一，亦载在萧氏书中。要之，恶露未尽，切忌恋泥之品；而破瘀行滞，实为

其主；如脱血过多，阳气虚乏，则大剂参附，始可挽回。学者宜审谛虚实，勿拘一格焉。

伤寒杂病治法之异

尤饲鹤曰：治外感必知邪气之变态，治内伤必知脏腑之情性。治六淫之病，如逐外寇，攻其客，毋伤及其主，主弱则客不退矣；治七情之病，如抚乱民，暴其罪，必兼矜其情，情失则乱不正矣。《医学读书记》

刘松峰曰：杂病用药品过多，或无太害。即如健脾者，多用白术固也，再加山药可也，再加扁豆亦可也，再加莲肉、枣肉，亦无不可也。再如补肾者，多用熟地固已，再加枸杞可也，再加菟丝亦可也，再加苁蓉、首乌、芡实、杜仲，亦无不可也。补药固不厌多，即杂证药品过繁，亦为害尚浅，觉其不善，速为减去，或可挽回。而瘟疫不能也。即如葛根，治瘟疫药中，至和平之品，若邪在太阳，加之太早，反足以引邪入阳明矣。又如葛根与白芷均属阳明散剂，而白芷温散，葛根凉散；白芷散阳明风寒之邪，葛根散阳明温热之邪。若温邪之在阳明，用葛根而再加白芷，必然掣肘，恐不似他证用药繁多之帖然无事矣。所以瘟疫用药，按其脉证，真知其邪在某经，或表或里，并病、合病，单刀直入，批隙导窾，多不过五六味而止。至于分两之重轻，则在临时看其人之老少、虚实，病之浅深、进退，而酌用之。《说疫》

按：松峰论葛根、白芷，误据张洁古引经之说，甚失古本草之旨。然至杂病、伤寒用药之异，则其理固不可易矣。又，王三阳《伤寒纲目》曰：治伤寒如对劲敌，治杂病如理乱丝。此言亦是。然伤寒有证候稀坏，药难径行者；杂病有卒尔危剧，治宜放胆者。三阳之言，互意而看亦可也。张隐庵《侣山堂类辨》亦有杂证论，附识于次卷“治有不可正行”条。隐庵以杂病为见证庞杂之谓，非是，盖杂病本对伤寒而言，详义见于拙著《察病通义》中。

又按：张蒇《活人书·序》曰：古人治伤寒有法，治杂病有方。朱奉议于其第五卷中曰：古人治伤寒有法，非杂病之比。陈鹤溪《三因方》举此语曰：方即义方，法即法令。外病用法令，犹奸邪外扰，非刑不除；内病用义方，犹父兄子弟不足，以礼格之而已。王海藏《医垒元戎》驳之曰：吾谓治杂病亦有法，疗伤寒亦有方。方即法也，法即方也，岂有异乎？要当全识部分、经络、表里、脏腑，岂有二哉？先兄绍翁亦有其辨，甚为明切，曰：夫不易谓之方矣，可准谓之法矣。仲景著《伤寒论》，设一百一十三方，命之曰方者，盖有此方而治此病，有此病而主此方，使后人知不可易以他剂也；其评辨脉理，题之曰法者，使后人亦于诊按之际，可准其言以裁决也。是不啻治伤寒一证，其治杂病亦然。故治伤寒之方，无不可以治杂病；而治杂病之法，亦可以准治伤寒。岂得谓彼特有方而此反无之，此独有法而彼反无之耶？

卷第二

治病求本

朱丹溪曰：将以施其疗疾之法，当以穷其受疾之源。盖疾疢之源，不离于阴阳二气之邪也，穷此而疗之，厥疾弗瘳者鲜矣。良工知其然，谓夫风、热、火之病，所以属乎阳邪之所客，病既本于阳，苟不求其本而治之，则阳邪滋蔓而难制；湿、燥、寒之病，所以属乎阴邪之所客，病既本于阴，苟不求其本而治之，则阴邪滋蔓而难图。诚能穷源疗疾，各得其法，万举万全之功，可坐而致也。治病必求于本，见于《素问》“阴阳应象大论”者如此。夫邪气之基，久而传化，其变证不胜其众也。譬如水之有本，故能荐至汪洋浩瀚，派而趋下以渐大；草之有本，故能荐生茎叶按：此脱“华”字，实，秀而在上以渐蕃。若病之有本，变化难穷，苟非必求其本而治之，欲去深感之患，不可得也。《丹溪心法类集》

徐洄溪曰：凡人之所苦谓之病，所以致此病者谓之因。如同一身热也，有风，有寒，有痰，有食，有阴虚火升，有郁怒、忧思、劳怯、虫疰，此谓之因。知其因，则不得专以寒凉治热病矣，盖热同而所以致热者不同，则药亦迥异。凡病之因不同，而治各别者尽然，则一病而治法多端矣。而病又非止一证，必有兼证焉。如身热而腹痛，则腹又为一证，而腹痛之因又复不同，有与身热相合者，有与身热各别者。如感寒而身热，其腹亦因寒而痛，此相合者也；如身热为寒，其腹痛又为伤食，则各别者也。又必审其食为何食，则以何药消之。其立方之法，必切中二者之病源而后定方，则一药而两病俱安矣。若不问其本病之何因，及兼病之何因，而徒曰某病以某方治之，其偶中者，则投之或愈；再以治他人，则不但不愈，而反增病，必自疑曰：何以治彼效，而治此不效？并前此之何以愈，亦不知之，则幸中者甚少，而误治者甚多；终身治病，而终身不悟，历症愈多而愈惑矣。《医学源流论》

按： 丹溪本于经旨，而洄溪之言殊为明切，故并载之。又，张景岳《全书》有“求本论”，曰：起病之因，便是病本。万病之本，只此表里、寒热、虚实六者而已。明者独知所因，而直取其本，则所生诸病，无不随本皆退矣。至若六者之中多有兼见而病者，则其中亦自有源有流，无弗可察，然惟于“虚实”二字总贯乎前之四者，尤为紧要当辨。亦是一义也。

治宜防微

徐洄溪曰：病之始生，浅则易治，久而深入则难治。《内经》云：圣人不治已病治未病，夫病已成而药之，譬犹渴而穿井，斗而铸兵，不亦晚乎？《伤寒论·序》云：时气不和，便当早言，寻其邪由，及在腠理，以时治之，罕有不愈；患人忍之，数日乃说，邪气入脏，则难可制。按：此“伤寒例”文。昔扁鹊见齐桓公，云病在腠理，三见之后，则已入脏，不可治疗而逃矣。历圣相传，如同一辙。盖病之始入，风寒既浅，气血、脏腑未伤，自然治之甚易；至于邪气深入，则邪气与正气相乱，欲攻邪则碍正，欲扶正则助邪，即使邪渐去，而正气已不支矣。若夫得病之后，更或劳动感风，伤气伤食，谓之病后加病，尤极危殆。所以人之患病，在客馆、道途得者，往往难治，非所得之病独重也，乃既病之后，不能如在家之安适而及早治之，又复劳动感冒，致病深入而难治也。故凡人少有不适，必当即时调治，断不可忽为小病，以致渐深；更不可勉强支持，使病更增，以贻无穷之害。此则凡人所当深省，而医者亦必询明其得病之故，更加意体察也。《医学源流论》

按： 治病救于未成，诚是医家之吃紧要诀，而历圣相传之心法，必无不以此为第一义。《内经》曰：邪风之至，疾如风雨，次注云：至，谓至于身形故善治者治皮毛，止于萌也其次治肌肤，救其已生其次治筋脉，攻其已病其次治六腑，治其已甚其次治五脏。治五脏者，半死半生也。治其已成又曰：见微得过，用之不殆。又曰：凡治病，察其形气、色泽，脉之盛衰，病之新故，乃治之，无后其时。《本草经》曰：欲疗病，先察其源，先候病机。五脏未虚，六腑未竭，血脉未乱，精神未散，服药必活；若病已成，可得半愈；病势已过，命将难全。“扁鹊传”曰：使圣人预知微，能使良医得早从事，则疾可已，身可活也。仲景曰：适中经络，未流传腑脏，即医治之；四肢才觉重滞，即导引吐纳，针灸膏摩，勿令九窍闭塞。《玉函经》云：主候长存，形色未病，未入腠理，针药及时，服将调节，委以良医，病无不愈，皆可以见已。盖临病之际，精诊熟察，于其缓急、轻重、进退之势，与邪正推荡之机，反复思索，痛著眼力。倘遇脉证不合者，审情辨奸，必认得日后如何而处置对方，无敢后时，则重者能轻，进者能退。假令一时变生，我心预有所期，则操纵自在，不使其至于败坏困极，即是良工之事也。若不审其机，迁延失治，使轻者重，重者死，及异证蜂起，则错愕失据，但蹑其踪而尾追之；或事后论变，粉泽其非者，皆粗工也。抑多事自扰，诛伐无过，而谓预为防御，犹是暗于机宜者，亦不可不戒也。叶香岩曰：盖病有见证，有变证，有转证，必灼见其初终、转变，胸有成竹，而后施之以方，否则以药治药，宜以人试药也。此言是矣。叶言：见《沈归愚文集》又，徐思鹤《古今医统》有“慎疾说”，卢绍庵《一万社草》论病宜早治，其意与洄溪相同，今不具录。

治有标本

张景岳曰：病有标本者，本为病之源，标为病之变。病本惟一，隐而难明；病变甚多，显而易见。故今之治病者，多有不知本末，而惟据目前，则最为斯道之大病。且近闻时医有云“急则治其标，缓则治其本”，互相传诵，奉为格言，以为得其要矣。予闻此说而详察之，则本属不经，而亦有可取。所谓不经者，谓其以治标、治本对待为言，则或此或彼，乃可相参为用矣。若然，则《内经》曰“治病必求其本”，亦何谓耶？又，经曰：夫阴阳逆从，标本之为道也，小而大，浅而博，可以言一而知百病之害也。以浅而知深，察近而知远，言标与本，易而无及。又曰：先病而后逆者治其本，先逆而后病者治其本；先寒而后生病者治其本，先病而后生寒者治其本；先热而后生病者治其本，先病而后生热者治其本；先病而后泄者治其本，先泄而后生他病者治其本；先热而后生中满者治其标，先病而后生中满者治其标，先中满而后生烦心者治其本；小大不利治其标，小大利治其本；先小大不利而后生病者治其本。由此观之，则诸病皆当治本，而惟中满与小大不利两证当治标耳。盖中满则上焦不通，小大不利则下焦不通，此不得不为治标以开通道路，而为升降之所由，是则虽曰治标，而实亦所以治本也。自此之外，若以标本对待为言，则治标、治本当相半矣。故予谓其为不经者，此也。然亦谓其可取者，则在“缓急”二字，诚所当辨。然即中满及小大不利二证，亦各有缓急，盖急者不可从缓，缓者不可从急，此中亦自有标本之辨，万不可以

误认而一概论也。《景岳全书》

按：经又曰：病发而有余，本而标之，先治其本，后治其标；病发而不足，标而本之，先治其标，后治其本。谨察间甚，以意调之。王启玄注曰：本而标之，谓有先病复有后病也，以其有余，故先治其本，后治其标也；标而本之，谓先发轻微缓者，后发重大急者，以其不足，故先治其标，后治其本也。“急则治其标”之言，盖本于此。李东垣《试效方》曰：如先生轻病，后滋生重病，亦先治轻病，后治重病，如是则邪气乃伏，盖先治本故也。可谓拘矣。

缪仲淳曰：病在于表，毋攻其里；病在于里，毋虚其表。邪之所在，攻必从之。受邪为本，现证为标；五虚为本，五实为标。譬夫腹胀，由于湿者，其来必速，当利水除湿，则胀自止，是标急于本也，当先治其标。若因脾虚，渐成胀满，夜剧昼静，病属于阴，当补脾阴；夜静昼剧，病属于阳，当益脾气，是病从本生，本急于标也，当先治其本。举一为例，余可类推矣。《神农本草经疏》

喻西昌曰：至于病气之标本，病发而有余，必累及他脏、他气，先治其本，不使得入他脏、他气为善；病发而不足，必受他脏、他气之累，先治其标，不使累及本脏、本气为善。《医门法律》

江含征曰：治病当知标本矣，然犹不可不知标中之标、本中之本。如脾胃虚而生湿热，是虚为本，湿热为标也；至湿热下流，膀胱之气化不利，是湿热为标；气化不利，为标中之标；至气化不利，逆而上行，嗌塞、喘逆，又标中标之标也。推此而逆求之，则本中之本，亦可得矣。《医津一筏》

何西池曰：中风，痰涎壅盛，不通则死，急用三生饮、稀涎、通关等，散去其痰。又，吐衄，余血停瘀，不得不去瘀导滞，亦急则治标之义也。《医碥》

治有初中末

王海藏曰：治病之道，有三法焉，初、中、末也。初治之道，法当猛峻者，谓所用药势疾利猛峻也。缘病得之新暴，感之轻，得之重，皆当以疾利猛峻之药急去之。中治之道，法当宽猛相济，为病得之非新非久，当以缓疾得中之药，养正祛邪相兼济而治之。养正祛邪者，假令如见邪气多，正气少，宜以祛邪药多，正气药少。凡加减药法，如此之类，更以临时对证，消息增减用药，仍依时令，行之无忌也。更加针灸，其效更速。末治之道，法当宽缓。宽者，谓药性平善，广服无毒，惟能养血气安中。盖为病证已久，邪气潜伏至深，而正气微弱，故以善药广服，养正多而邪气自去。更加以针灸，其效尤速。《此事难知》

按：此说不必拘执，然不能无其理，要在活看耳。考刘河间《保命集》云：五泄伤寒，乃分三节，初说暴，次说中，后说久泄。又云：是三节内，包十五法，初以暴药；中以的对证药，缓疾得中也；末治久泄法，仲景论厥阴经治法是也。罗谦甫撰李东垣《脾胃论》后序曰：病之所起，初受热中，心火乘脾，末传寒中，肾水反来侮土，乃立初、中、末三法。然则三法之说，出于河间，而海藏则扩充东垣者也。海藏又本于王启玄，有"和、取、从、折、属五治论"，兹不采入。

治有缓急

王中阳曰：大抵暴病不可荏苒，沉疴不可速瘳，欲速则更医必骤，医众其论必繁，荏苒则邪气入深，用药未必即差。《泰定养生主论》

徐洄溪曰：病有当急治者，有不当急治者。外感之邪，猛悍慓[1]疾，内犯脏腑则元气受伤，无以托疾于外，必乘其方起之时，邪入尚浅，与气血不相乱，急驱而出之于外，则易而且速。若俟邪气已深，与气血相乱，然后施治，则元气大伤。此当急治者也。若夫病机未定，无所归著，急用峻攻，则邪气益横。如人之伤食，方在胃中，则必先用化食之药，使其食渐消，由中焦而达下焦，变成渣秽而出，自然渐愈。若即以消黄峻药下之，则食尚在上焦，即使随药而下，乃皆未化之物，肠胃中脂膜与之同下，而人已大疲，病已生变。此不当急治者也。按：伤食证不一，其危剧者必须急下，此殊就缓证而言，宜勿拘泥。以此类推，余病可知。至于虚人与老少之疾，尤宜分别调护，使其元气渐转，则正复而邪退。医者不明此理，而求速效，则补其所不当补，攻其所不当攻，所服之药不验，又转求他法，无非诛伐无过，至当愈之时，其人已为药所伤，而不能与天地之生气相应矣。故虽有良剂，用之非时，反能致害。缓急之理，可不讲哉？《医学源流论》

张景岳曰：治病用药，本贵精专，尤宜勇敢。凡久远之病，则当要其

---

① 慓（piāo 漂）：轻捷。

终始治从乎缓，此宜然也。若新暴之病，虚实既得其真，即当以峻剂直攻其本，拔之甚易。若逗留畏缩，养成深固之势，则死生系之，谁其罪也？故凡真见里实则以凉膈、承气，真见里虚则以理中、十全，表虚则芪、术、建中，表实则麻黄、柴、桂之类，但用一味为君，二三味为佐使，大剂进之，多多益善。夫用多之道何在？在乎必赖其力而料无害者，即放胆用之，性缓者可用数两，性急者亦可数钱。若三五七分之说，亦不过点名具数儿戏而已。解纷治剧之才，举动固如是乎？《景岳全书》

卢绍庵曰：病浅效速，病深效迟，必然之理也。试观往哲医按，其疗深重之病，用药或至数十百剂，经年累月，方能奏效，水到渠成，药到病退。譬如口渴觅茶，必须引满鲸吸，才堪滋润喉吻，是以吾家玉川翁有七碗之喻。一碗二碗，曷克有济？今人以沉久之疾，而求旦夕之效，是杯水沃舆薪，多见其不知量矣。《一万社草》

按：刘河间《保命集》曰：经曰“治主以缓，治客以急”，盖言客邪宜急逐，正虚宜缓救之义。但其语，经无所见，当考。又，暴病有渐而发者，或有不可必急治；永疾触事而动者，亦有不可必缓治，并宜别论矣。

又按：景岳诸辈论久病，多言调补，不及转刷。然久病不止虚弱宜补者，凡沉滞之病，内有痼结者，非藉攻下则不能拔除，岂可一概而论乎？景岳之术，偏于滋养，故其说亦有所偏矣。缓下之法，详载于第五卷中，兹不赘述。

治有轻重

戴复庵曰：药病须要适当。假如病大而汤剂小，则邪气少屈而药力已乏，欲不复治，其可得乎？犹以一杯水救一车薪火，竟不得灭，是谓不及。若证小而汤剂大，则邪气已尽而药力有余，欲不伤正，其可得乎？犹火炽昆冈，玉石俱焚，是谓太过。二者之论，惟中而已。过与不及，皆为偏废。然而太过尤甚于不及，盖失于姑息，邪复胜正者，只是劳而无益，犹可勉而适中；或失苛暴，则邪气被伤，因而羸瘠者有之，危殆者有之，此所谓尤甚也，可不戒哉？尝考仲景，于承气条下则曰：若更衣，止后服。于桂枝方下则曰：微汗漐漐乃佳，不可令水淋漓。其旨深矣。《推求师意》

顾焉文曰：慎斋先生云：夫病重者，其药轻；病轻者，其药重。此又从七方之义，再进竿头，通变于既穷，救民于垂绝，仁人之用心，其至矣乎？其所谓病轻者，非轻也，以其邪气初感，元气未亏，故病虽重，犹谓之病轻。宜亟用重剂，劫而夺之。所谓病重者，久病，元气微弱，如小草将枯，若大加浸灌，速其毙耳。须用小水，渐沾润之，庶有回生之机。《本草汇笺》

程若水曰：用药又不可过与骤。假如人之病利用温药，即以温药治之，药非不对证也，苟愈而过用温剂，则祛一病，又生一病矣。诸证用药皆然。又如人久病，血气极虚，当补以温，尤宜徐徐进药，以俟血气之复。倘骤用温药亟补，则将败之血气不能胜其药力，即所用之药极与证合，亦将归于敝而已。《医彀》

按：孙真人曰：病轻用药须少，疴重用药即多。此则医之一隅，何足怪也？盖复庵本于此意，而论服药多少，亦可该施治之理。焉文别发一义，若水辨过骤之害，皆不外于轻重适中之谓，故并载之。张子刚《鸡峰普济方》曰：凡人三部脉，大小、沉浮、迟疾，同等不越，至数匀和者，虽病有寒热不解，此为阴阳和平之脉，纵病必愈。此乃感小邪之气，故不可深治大攻，吐泻发汗。若药势过多，反致危损，切切禁之。又，方仁声《泊宅编》载一老医论小病不须深治，但服温平剂，正气逐湿痹，可延岁月；并言小病深治，诛罚无过之弊。又，《证治要诀》有举伤寒治验，以为用药太过之戒。而徐洄溪《医学源流论》"病深非浅药能治论"中所言，其意相发曰：世又有极重极久之病，诸药罔效，忽服极轻淡之方而愈。此乃其病本非专治之方，从前皆系误治，忽遇对证之药，自然应手而痊也。

治有先后

沈目南曰：病在表，而医反下之，诛伐无过，致伤脾胃之气，所以下利清谷不止。然虽身疼表证未解，当救误下之逆为急，不可顾虑表邪，以致内阳下脱。必俟元阳恢复，清便自调之后，急当救表。然表当急救，何也？盖恐内阳初复未充，外邪陷入，又变结胸痞满耳。《金匮编注》

赵以德曰：痼疾，病已沉痼，非旦夕可取效者。卒病，谓卒然而来，新感之病，可取效于旦夕者，乘其所入未深，急去其邪，不便稽留而为患也。且痼疾之人，正气素虚，邪尤易传，设多瞻顾，致令两邪相合，为患不浅。故仲景立言于此，使后学者知所先后也。《医宗金鉴》引○按：朱二然校印《金匮二注》，此系周禹载补注。

按：《金匮》首篇第十四、十五两条，以示治有缓急先后之序，不可逆施之义。沈、赵所释，于诸家注中，最为约核，故栎荫府君撰《金匮辑义》既所援据，今又揭出，以备楷式。但前条所论，就表热里虚而言，考之经旨，如表热里实者则其法相反。盖表热里虚，则必先里而后表，何也？先实里者，恐脱候倏至，邪亦从陷也。里既实，而从事于表，亦不为迟。设先救表，则虚耗之阳，随汗益夺，岂望邪气外散耶？表热里实，则必先表而后里，何也？先攻表者，恐表邪并入，里热壅重也。表既解，而从事于里，亦不为迟。设先攻里，则胃空邪乘，遂为坏病，岂望邪气内解邪？乃是仲景之明律，不可不知也。杨仁斋《直指方》曰：治病如奕棋，当先救急，急者何？救其重而略其轻也，亦先后之谓也。《金匮》"水气病"第二十二条亦是先后之例，然彼条言急则治其标之意，而与卒病、痼疾稍有不同

又按：朱丹溪引《絜矩新书》，谓有杂合邪者，当以杂合法治之。譬如感冒外邪，兼为食所伤，而平昔多怒，又平时房劳者，且补中、化食、行滞、清凉胃火，而以姜辣行之，则中气稍回，外感自解。见《局方发挥》。而戴复庵《推求师意》、楼仙岩《医学纲目》所载为详。此不知仲景先后之例者。而此等许多证候，固非一方之所能笼罩，其驳杂无统，一至如此，则互相牵制，功力迂慢，岂得奏奇功乎？可谓陋矣。

又按：蒋孝琬曰：或病先患冷而卒得热者，治热不愈，寻加进平温之药而调之。不然，冷方转增。或冷患热时治之，不可一用热药攻之，反得热蒸。又曰：病力弱者，形肉多消，欲治之法，先以平和汤一两剂少服，通调血气，令病人力渐渐强生，然可服当病大药耳。并家宿祢公《医心方》引此一言冷热混淆，一言先虚后实，俱系施治先后之例，仍附存之。《鸡峰普济方》有"本病中别生滞碍"条，宜参。

治贵应变

赵嗣真曰：厥为亡阳不能与阴相顺接，咽干为津液寡，烦躁吐逆为寒格而上也。故宜甘草、干姜以温里复阳，甘草、芍药益其汗夺之血，然后可以复阴阳不足之气。得脚伸后，或谵语者，由自汗、小便数，胃家先自津液干少，又服干姜性燥之药，以致阳明内结谵语，虽然，非邪实大满，故但用调胃承气以调之，仍少与之也。原其芍药甘草汤，乃是厥愈足温后，专治两胫挛急之药，非正治脉浮、自汗出、小便数之药也。自常人观

之，岂不曰自汗、小便数证，又无自利，遽用干姜温之，因而以致结燥谵语，后却用芒硝、大黄寒药以解其热，似若失次；使病家遇此，必归咎医人，以为误用干姜热燥之失，后药解先之差矣。殊不知仲景之意不患乎干姜之热，惟患乎正气之虚。正气之长，邪气之所由消也。且自汗、小便数等证，为表里俱虚，治法必先复其阴阳不足之正气，然非干姜、芍药、甘草不可。至于正气阴阳已复，而内有所主，则虽胃燥谵语，不过大便内结，大黄、芒硝润滑而去之，而正气内强，不至下脱，结燥□而正气安矣。以上用药次第，先热后寒，先补后泻，似逆而实顺，非仲景之妙，孰能至是哉？后之学者，可不以此为法，推广而应变，吾何暇辨病家之缪谤也耶？汪石山《伤寒选录》引

按：治病之法，所要在应变，所难亦在应变。盖病之情机，固不可穷，阴阳之进退，邪正之消长，千状万态，变化不一，或一证愈而更生一证，或彼候未去而又发此候，有可必其变者，有不可必其变者。要之，其人情思之感动，饮食之失节，起居之违度，及节气之交错，药剂之误谬，皆能为变。医者审谛脉证，随权制宜，圆机活法，方称合辙，是治之要于应变也。是以昨日所处，今日换之；今日所易，明日或转，虽殆似无特操，而理或有不得不尔者。然必也处静观动，反复熟察，不敢苟且卤莽之可也，是治之难于应变也。仲景之于甘草干姜汤诸变，正是所以示活通之妙，故兹表赵氏之注，以为例焉。咳嗽中小青龙汤下已续后五章，亦同其趣，如前所叙标本先后诸义，并可互发矣。且有其证变而治不须变者，如桂枝证服之反烦，犹用桂枝者是也；有证不变而治宜变者，如赤石脂禹余粮汤证，复利其小便者是也，俱不可不审。如夫见头治头，数数换方，而借口达变者；与固执不移，莫敢顾虑，而自矜卓见者，其陋则一也。顷检永富独啸《漫游杂记》有一条曰：治疗之道二端，曰持重，曰逐机。所谓持重者，病深则治一，非迂慢而过日也；所谓逐机者，证移则辄随，非迷惑而转方也。持重者，常也；逐机者，变也。勿能逐机而失于持重焉，勿务持重而忽于逐机焉。此言明核，先得吾意矣。但“逐机”字有病，当作“应机”为稳。

又按：无名氏《史载之方》跋，称载之之术曰：盖其审证精切，不过三四服立愈，喻当“逾”讹是而不效，乃察病按方之不审，便当改辙，不可泥也。此言证不变而治须变者，然其云决效否于三四服者，殆不免夸大也。王中阳《养生主论》曰：闾阎之家，不谙服饵，投药未几，或证当转变，或药病相攻，便言有隔，即从事乎异端不根之说，而中道而废，明明易治之病，翻成不救之危。此言证变而治不宜变者，实仲景桂枝汤服法之遗意

也。又，程若水《医彀》治发斑案，张景岳《全书》治战汗案，并言治宜持重者，亦后学模范耳。若水按云：癸未年，崇梵僧规大患发热头疼，疲倦之极。诊其脉，气口大于人迎三倍，虚浮无力。予用补中益气汤，去升麻，加附子一片，冰冷服之。越三两时，遍体发红斑。时医谓为热药所误，予曰：不然，此非彼所识，盖因正气未复，虚火游行于外，故发斑耳。仍将前药，再加附子一片，服一贴，其病悉除。景岳按：拈于拙著《伤寒广要》"少阴篇"，今不复赘。

虚实治要

张景岳曰："通评虚实论"曰：邪气盛则实，精气夺则虚。此虚实之大法也。设有人焉，正已夺而邪方盛者，将顾其虚而补之乎？抑先其邪而攻之乎？见有不的，则死生系之，此其所以宜慎也。夫正者本也，邪者标也。若正气既虚，则邪气虽盛，亦不可攻，盖恐邪未去而正先脱，呼吸变生，则措手无及。故治虚邪者，当先顾正气，正气存则不致于害，且补中自有攻意，盖补阴即所以攻热，补阳即所以攻寒，世未有正气复而邪不退者，亦未有正气竭而命不倾者。如必不得已，亦当酌量缓急，暂从权宜，从少从多，寓战于守，斯可矣。此治虚之道也。若正气无损者，邪气虽微，自不宜补，盖补之则正无与而邪反盛，适足以藉寇兵而资盗粮。故治实证者，当直攻其邪，邪去则身安，但法贵精专，便臻速效。此治实之道也。要之，能胜攻者方是实证，实者可攻，何虑之有？不能胜攻者便是虚证，气去不返，可不寒心？此邪正之本末，不可不知也。《类经》

又曰："邪气盛则实，精气夺则虚"二句，为病治之大纲，其辞似显，其义甚微，最当详辨，而辨之有最难者，何也？盖实言邪气，实宜泻也；虚言正气，虚宜补也。凡邪正相搏而为病，则邪实正虚皆可言也，故主泻者则曰"邪盛则实，当泻也"，主补者则曰"精夺则虚，当补也"，各执一句，茫无确见，借口文饰，孰得言非？是以至精之调，反酿莫大之害。不知理之所在，有必不可移易者，奈时医不能察耳。余请析此为四，曰孰缓、孰急，其有、其无也。所谓缓急者，察虚实之缓急也。无虚者，急在邪气，去之不速，留则生变也；多虚者，急在正气，培之不早，临期无济也。微虚微实者，亦治其实，可一扫而除也；甚虚甚实者，所畏在虚，但固守根本，以先为己之不可胜，则邪无不退也。二虚一实者，兼其实，开其一面也；二实一虚者，兼其虚，防生不测也。总之，实而误补，固必增邪，犹可解救，其祸小；虚而误攻，真气忽去，莫可挽回，其祸大。此虚实之缓急，不可不察也。所谓有无者，察邪气之有无也。凡风寒暑湿火燥皆能为邪，邪之在表在里，在腑在脏，必有所居，求得其本，则直取之，此所谓有，有则邪之实也。若无六气之邪，而病出三阴，则惟情欲以伤内，劳倦以伤外，非邪似邪，非实似实，此所谓无，无则病在元气也。不明虚实有无之义，必至以逆为从，以标作本，绝人长命，损德多矣，可不惧且慎哉？同上

何西池曰：虚者，正虚也，谓其人气血虚衰也；实者，邪实也一切内外寒热诸邪，不论有形无形，但著滞为患，亟宜消散者，皆为实邪，非谓其人气血壮实也。故曰：虚中有实，实中有虚。所谓正自虚而邪自实也。虚而不实者，止用补；虚而实者，必攻补兼施；若实而不虚，则直攻之而已。如虚人伤食，轻则于补剂中加消导之品，重则加下利之药，顷刻收功矣。庸医乃谓须与纯补，俟其气旺则食自运行，迁延时日，坐失事机，往往变生他证；即幸而奏效，病者受苦久矣，未有久苦于病，而元气不伤者也。名曰补之，实以伤之，亦何为哉？有虚寒，有实寒如多食生冷及寒痰停滞之类，有虚热，有实热。知实热而不知虚热，与知虚寒而不知实寒，皆庸医也。《医碥》

吴又可曰：病有先虚后实者，宜先补而后泻；先实而后虚者，宜先泻而后补。假令先虚后实者，或因他病先亏，或因年高血弱，或因先有内伤劳倦，或因新产下血过多，或旧有吐血及崩漏之证，时疫将发，即触动旧疾，或吐血，或崩漏，以致亡血过多，然后疫气渐渐加重，以上并宜先补而后泻。泻者，谓疏导之剂，并承气下药，概而言之也。凡遇先虚后实者，此万不得已而投补剂一二帖后，虚证少退，便宜治疫。若补剂连进，必助疫邪，祸害随至。假令先实而后虚者，疫邪应下失下，血液为热搏尽，原邪尚在，宜急下之，按：刘松峰《类编》曰：此虚乃因失下，血液搏尽之虚，非同平日虚怯之虚邪退六七，宜急补之，虚回五六，慎勿再服，多服则前邪复起。下后毕竟加添虚证者方补，若以意揣度其虚，不加虚证，误用补剂，贻害不浅。《温疫论》

又曰：病有纯虚纯实，非补即泻。设遇既虚且实者，补泻间用，当详孰先孰后，从少从多，可急随其证而调之。同上

按：虚实犹病之质，寒热犹病之性，凡物有质必有性，是病所以有虚寒、虚热、实热、实寒之辨也。人身气血，一莫不禀于胃脘之阳，是以病之虚实寒热，亦莫不本于胃阳之强弱。深寻此理，则处治之法，自跃如心目矣。盖论虚实而不及寒热，则遂无得乎百法之真的，故景岳之论虽精，犹有

遗恨焉。朱丹溪《格致余论》有“病邪虽实，胃气伤者，勿使攻击论”，何柏斋《医学管见》有“元气大虚，病邪大盛，当使攻击说”，均是不达虚实寒热互参之义，难以为章程矣。元坚尝著有论一篇，今不自揣，揭出于此，曰：为医之要，不过辨病之虚实也已。虚实之不明，妄下汤药，则冰炭相反，坐误性命，是以临处之际，不容毫有率略矣。盖尝考之，厥冷下利，人皆知大虚，宜补；潮热谵语，人皆知大实，宜泻。此则其病虽重，而诊疗之法莫甚难矣。如夫至虚有盛候，大实有羸状者，诚医之所难也。虽然，此犹难者乎辨证，而不难乎处治，何也？假证发露，抑遏真情，自非至心体察，则不能辨其疑似而认其真。然既认其真也，纯补纯泻，一意直到，而病可愈矣，岂有他策耶？唯医之所最难者，在真实、真虚混淆糅杂而已，何者？其病视为虚乎？挟有实证；视为实乎？兼有虚候。必也精虑熟思，能析毫厘，而其情、其机始可辨认；及其施治，欲以补之则恐妨其实，欲以泻之则恐妨其虚，补泻掣肘，不易下手，必也审之又审，奇正攻守，著著中法，而后病可起矣。此岂非辨认难，而处治亦难者乎？岐伯有“五有余、二不足”之说，而仲景之经所云难治者，概此之谓也。盖虚实之相错，其证不能一定，其治不能各无其别也。区而论之，有虚实相兼者焉，病本邪实，当汗如下，而医失其法，或用药过剂以伤真气，病实未除，又见虚候者，此实中兼虚也。治之之法，宜泻中兼补。倘虚甚者，或不得已姑从于补，虚复而后宜议泻矣。其人素虚，阴衰阳盛，一旦感邪，两阳相搏，遂变为实者，此虚中兼实也。治之之法，不清凉无由解热，不转刷无由逐结。然从前之虚，不得不顾，故或从缓下，或一下止服。前哲于此证，以为须先治其虚，后治其实，此殆未是也。大抵邪不解则不受补，有邪而补，徒增壅住，且积日之虚，岂暂补所能挽回乎？考之经文，如附子泻心、调胃承气，即泻中兼补之治也。阳明病，至循衣摸床、微喘直视，则既属虚惫，而犹用承气者，以实去而阴可回，纵下后顿见虚候，其实既去，则非调养叵治也。扩充触长，无适而不可矣。此虚实之相兼，大较如此。如夫虚实之相因而生，是亦不可不辨也。有人于此焉，脾气亏损，或久吐，或久利，中气不行，驯至腹满溺闭，此自虚而生实也。至其满极，则姑治其标，主以疏导，然不以扶阳为念，则土崩可待也。又有人焉，肾阴不足，下亏上盈，或潮热心烦，或血溢痰涌，亦是虚生实者也。至其火亢，则姑治其标，专主清凉，然不以润养为念，则真元竭绝矣。有人于此焉，肠澼赤滞，肠痛后重，如其失下，则病积依然，而津液日泄，羸劣日加，此自实而生虚也。治法或姑从扶阳，然不以磨积为先，则邪胜其正，立见危殆。又有人焉，肝气壅实，妄言妄怒，既而脾气受制，饮食减损，日就委顿，亦是实生虚者也。治法或姑从补中，然不兼以清膈，则必格拒不纳矣。在仲景法，则汗后胀满是自虚而实，故用且疏且补之剂；五劳虚极，因内有干血是自实而虚，宿食脉涩亦自实而虚，故一用大黄䗪虫丸，一用大承气汤，盖干血下而虚自复，宿食去而胃必和也。此虚实相因而生之大略也。要之，相兼者与相因者，病之新久，胃之强弱，尤宜参伍加思，亦是诊处之大关钥也。更论虚实之兼挟，则表里上下之分，又不可不知也。实在表而里虚者，补其中而病自愈，以病之在外，胃气充盛，则宜托出，且里弱可以受补，如发背、痘疮之类是也。实在里而兼虚者，除其实而病自愈，以病之属热，倘拦补之，必助其壅，如彼虚人得胃实，与瘀血、宿食之类是也。病上实，素下寒者，必揣其脐腹，而后吐下可用；病下虚，素上热者，必察其心胸，而后滋补可施。此表里上下之例也。虽然，今此所论，大概就病之属热者而立言已，如病寒之证，亦不可不辨焉。经云：气实者，热也；气虚者，寒也。盖胃强则热，胃弱则寒，此必然之理也，故寒病多属虚者。然有者厥阴病之上热下寒，此其上热虽未必为实，而未得不言之犹有阳存，故凉温并用，方为合辙矣。寒病又有阳虽虚而病则实者，顾是胃气本弱，然关门犹有权，而痼寒宿冷僻在一处，或与邪相并，或触时气而动，以为内实也。倘其初起，满闭未甚者，须温利之；满闭殊剧者，攻下反在所禁，惟当温散之，盖以寒固胃之所畏，其实之极，必伤胃气，遂变纯虚耳。观仲景太阴病及腹满寒疝之治，而其理可见也。然则病寒之实，必要温补，固不可与病热之虚犹宜清涤者，一例而论矣。《玉函经》曰：寒则散之，热则去之。可谓一言蔽之已。是寒热之分，诚虚实证治之最吃紧也。病之虚实，药之补泻，各有条例，其略如此。而微甚多少之际，犹有不可不计较者，实如张景岳氏之言焉。夫虚实之不明，补泻之不当，而栩栩然欲疗极重极险之病者，岂足与语医哉？《玉函经》云：虚实等者，泻勿太泄。盖所谓微虚微实之治例也。

又按：吴氏于热证兼虚者分为二等，其义更精。刘方明《幼幼新书》引孙真人《玉函要诀》曰：或虚中有积热，先与利热，后与治虚。又曰：热里有虚，先与补虚，然后退热，次调胃气，即无误矣。是其意与吴氏似异而同。又，徐洄溪《医学源流论》曰：或云“邪之所凑，其气必虚，故补正即所以驱邪”，此大谬也，惟其正虚而邪凑，尤当急驱其邪以卫其正，若更补其邪气，则正气益不能支矣。又曰：或云“补药托邪，犹之增家人以御盗也”，是又不然，盖服纯补之药，断无专补正不补邪之理，非若家人之专于御盗贼也，是不但不驱盗，并助盗矣。是言暗中景岳之病矣。又，缪仲淳《神农本草经疏》曰：病属于虚，宜治以缓；若属沉痼，亦必从缓治。虚无速法，亦无巧法，盖病已沉痼，凡欲施治，宜有次第，故亦无速法。病属于实，宜治以急。邪不速逐，则为害滋蔓，故治实无迟法，亦有巧法。此说似有理，然病有暴虚，又有久实，不可概论。

治当保护胃气

缪仲淳曰：夫胃气者，即后天元气也，以谷气为本。是故经曰：脉有胃气曰生，无胃气曰死。又曰：安谷则昌，绝谷则亡。可见先天之气纵犹未尽，而他脏不至尽伤，独胃气偶有伤败以至于绝，则速死矣。谷气者，譬国家之饷道也，饷道一绝则万众立散，胃气一散则百药难施。若阴虚，若阳虚，或中风，或中暑，乃至泻利、滞下，胎前、产后，疔肿、痈疽，痘疮、痧疹、惊疳，靡不以保护胃气，补养脾气为先务，本所当急也。故益阴宜远苦寒，益阳宜防泄气，祛风勿过燥散，消暑毋轻下通，泻利勿加消导，滞下之忌芒硝、巴豆、牵牛，胎前泄泻之忌当归，产后寒热之忌芩连、栀子，疔肿、痈疽未溃之忌当归，痘疹之不可妄下。按：“泻利”以下六句不确，勿必拘。其他内外诸病，应设药物之中凡与胃气相违者，概勿施用，投药之顷，宜加三思。《神农本草经疏》

张叔承曰：曰气，曰血，曰精，曰津液，一或不足，当先理脾胃。若脾胃不和，食少不能生化精血，纵加峻补，不能成功。昧者但知四物养血，谓参、术不可用，庸之甚矣。大抵邪之所凑，其气必虚。木必先腐而后虫生，墙壁坚固，贼自难入。医家若不审脾胃元气精血，妄加攻伐，涉虚之人鲜有不致于危者。余家世业医，目击其弊，特为拈出，明哲幸谅之。《医学六要》

按：仲景谆谆致意于胃气，即是《内经》之本旨。盖以生生之源，实在于胃，故实证犹不得不顾，况于虚者乎？成聊摄《明理论》云：药之所以能胜邪者，必待胃气施布药力，始能温汗吐下之，以逐其邪气；邪气胜胃气绝者，汤药纵下，胃气不能施布，虽神丹其能为效乎？观此则益可以知胃气之不可不保护矣。补脾诸说，详在后卷，当相参看。

治不必顾忌

孙台石曰：凡治法，用药有奇险骇俗者，只要见得病真，便可施用，不必顾忌。即如病有临危，原属有余，失于攻下所致，虽至几微欲绝，犹当攻下取效。若久泻久痢，至于滑脱不禁，则宜劫止而后调之。如国家以刑治奸盗，以兵却虏寇，不得已而用权，权不离经，非霸术也，王道也。乃有医谬称王道，一味平补调停，此可施与不足，不可施于有余，施于有余则邪气得补而愈盛，是速其毙也。又有遇危难证，如大黄、附子，迥若霄壤，恐致杀人，而惟用中和之方，无大热大寒救疗而死，其杀人一也。《简明医彀》

徐洄溪曰：凡病人，或体虚而患实邪，或旧有他病与新病相反，或一人兼患二病，其因又相反，或内外上下各有所病，医者踌躇束手，不敢下药，此乃不知古人制方之道者也。古人用药，惟病是求，药所以制病，有一病则有一药以制之；其人有是药，则其药专至于病所而驱其邪，决不反至无病之处以为祸也。若留其病不使去，虽强壮之人，迁延日久，亦必精神耗竭而死，此理甚易明也。如怯弱之人，本无攻伐之理，若或伤寒而邪入阳明，则仍用硝黄下药，邪去而精气自复。如或怀妊之妇，忽患癥瘕，必用桃仁、大黄以下其瘕，瘀去而胎自安。或老年及久病之人，或宜发散，或宜攻伐，皆不可因其血气之衰而兼用补益。如伤寒之后食复、女劳复，仲景皆治其食，清其火，并不因病后而用温补。惟视病之所在而攻之，中病即止，不复有所顾虑，故天下无棘手之病。惟不能中病，或偏，或误，或太过，则不病之处亦伤，而人危矣。俗所谓有病病当之，此历古相传之法也。故医者当疑难之际，多所顾忌，不敢对证用药者，皆视病不明，辨证不的，审方不真，不知古圣之精义者也。《医学源流论》

按：此二论与上节意似相反，而俱有深味。世医有止知逐邪，而不知养正者；有止知养正，而不知逐邪者。倘以此两节与前虚实条参互玩绎，则必自有所会矣。盖置之死地而后生者吕沧州评子和，用此语，殆是医者之极效而胆欲大者，实不可顾忌之谓也。杨仁斋《直指方》曰：疗病如濯衣，必去其垢污，而后可以加装饰。亦此义耳。

治有随所得而攻

尤饲鹤曰：无形之邪，入结于脏，必有所据，水、血、痰、食皆邪薮也。如渴者，水与热得，而热结在水，故与猪苓汤利其水，而热亦除。若有食者，食与热得，而热结在食，则宜承气汤下其食，而热亦去。若无所得，则无形之邪，岂攻法所能去哉？《金匮心典》

按：此系于解《金匮》首篇末条，而亦处治之模范耳。庸工不谙此理，或热未结实而强用攻下，或州都虚燥而迫与渗利，其害匪轻，宜知戒也。

治有不可正行

戴复庵曰：有伤寒杂病，有伤寒正病。伤寒杂病者，难以正病治，如病人证状不一，有冷有热，阴阳显在目前，当就其中大节先治，其余证则徐治，然亦不可用独热独寒之剂。又如呕渴烦热，进小柴胡汤，呕渴烦热止矣，而下利不休。以小柴胡汤为非，则呕渴烦热不应止；以为是，则下利不应见。吐利厥逆，进姜附汤，吐利厥逆止矣，而热渴谵语，昏不知人。以姜附为非，则吐利厥逆不应去；以为是，则热渴谵语不应见。此亦伤寒杂病，虽无前项冷热二证显然并见之迹，而阴中有阳，阳中有阴，潜伏其间，未即发见，用药一偏，此衰彼盛。医者当于有可疑之处，能反复辨认，无致举一废一，则尽善矣。《证治要诀》

按：卢砥镜《续简易方后集》曰：凡为良工临诊，值病证之纯者，治药当如童蒙之属小对，字字清切；证之驳者，处方当如才子之破合题，字字包尽。复庵所谓杂病，即证之驳者，顾不啻伤寒有之，而众病皆有之矣。施治之法，贵在纯专。然病情百端，不可执一而论。考之经文，病之寒热相错者，固不为鲜，治方亦多凉温并行者详见于次卷“攻补寒热并用”条，此与甘草干姜汤应变之例稍有不同，盖如柴胡加龙骨牡蛎汤证，尤其驳者也。如厥热进退亦证之不纯者，至其治法，则似随其变态，各自措施焉。自他反治之法，冷热合行，后世医书又有间服夹用之方见《幼幼新书》引《慧眼观证》、茅先生、汉东王先生等。又，《要诀》中尤多其例，而或有“朝用附子，暮用大黄”之说。见《医经会解》，未审所本，当考。又，程若水《医彀》曰：凡人上实下虚者，真阴亏损者，寒凉固不宜，而温热亦难进，则当平以补之，或早以丸药补下，晚以丸药清上，午以丸药合中。然此种治例，倘粗心效颦，则必落于丹溪杂合治之窠臼，不能无乱药失机之弊。是以医者值证之驳者，则必精察标本虚实之宜孰急，表里新久之宜孰先，苟无一于此，而情机淆糅，药难径行，则适择古人成方中攻补相兼者，药性平和者，以处置之；或不得已，则二方更替夹用，要当不悖于仲景之律为期矣。如今之医，虽证之纯者，往往二方互拟称云：本方别煎；况至驳者，则数方兼施，谓为能尽事术。病家亦甘受，习以为俗，徒置人于不生不死之间，可胜叹哉。张隐庵《侣山堂类辨》曰：杂证者，谓一人之病，见证庞杂，当知始病则一，久久不去，渐至蔓延，故治杂病如理乱绳，得其头绪，一路理清，不则愈理愈乱矣；所治之药，亦专取其要，多则杂，杂无功。此说即前论“不可顾忌”之意，而亦以可矫挽近杂治之偏，故附于斯。

又按：“标本病传论”曰：谨察间甚，以意调之，间者并行，甚者独行。张景岳曰：间者，言病之浅；甚者，言病之重也。病浅者，可以兼治，故曰并行；病甚者，难容杂乱，故曰独行。《类经》此说为是。张隐庵《集注》、高士宗《直解》以间者为相兼之义，却失经旨矣。朱永年曰：间甚之中，又分缓急。《集注》引亦是。

反　　治

王启玄曰：夫病之微小者，犹人火也，遇草而焫，得木而燔，可以湿伏，可以水灭，故逆其性气，以折之攻之。病之太甚者，犹龙火也，得湿而焫，遇水而燔，不知其性，以水湿折之，适足以光焰诣天，物穷方止矣；识其性者，反常之理，以火逐之，则燔灼自消，焰光扑灭。然逆之，谓以寒攻热，以热攻寒；从之，谓攻以寒热，虽从其性用，不必皆同，是以下文曰“逆者正治，从者反治，从多从少，观其事也”，此之谓乎？《素问》次注

又曰：夫大寒内结，蓄积疝瘕，以热攻除，除寒格热反纵，反纵之则痛发尤甚，攻之则热，□□□不得，前方以蜜煎乌头，佐之以热蜜，多其药，服已便消，是则张公从此而以热因寒用也。有火气动，服冷已过，热为寒格，而身冷呕哕，嗌干口苦，恶热好寒，众议攸同，咸呼为热，冷治则甚，其如之何？逆其好则拒治，顺其心则加病，若调寒热逆，冷热必行，则热物冷服，下嗌之后，冷体既消，热性便发，由是病气随愈，呕哕皆除，情且不违而致大益，醇酒冷饮则其类矣，是则以热因寒用也。所谓恶热者，凡诸食余气主于生者《新校正》云：“主”字疑误，上见之已呕也，又病热者，寒攻不入，

恶其寒胜，热乃消除，从其气则热增，寒攻之则不入，以豉豆诸冷药酒渍，或温而服之，酒热气同，固无违忤，酒热既尽，寒热已行，从其服食，热便随散，此则寒因热用也。或以诸冷物，热剂和之，服之食之，热复围解，是亦寒因热用也。又，热食猪肉及粉羹乳，以椒姜橘热剂和之，亦其类也。又，热在下焦，治亦然。假如下气虚乏，中焦气拥，胠[①]胁满甚，食已转增，粗工之见，无能断也。欲散满则恐虚其下，补下则满甚于中，散气则下焦转虚，补虚则中满滋甚。医病参议，言意皆同，不救其虚，且攻其满，药入则减，药过依然，故中满下虚，其病常在。乃不知疏启其中，峻补于下，少服则资壅，多服则宣通，由是而疗，中满自除，下虚斯实，此则塞因塞用也。又，大热内结，注泄不止，热宜寒疗，结复须除，以寒下之，结散利止，此则通因通用也。又，大寒凝内，久利溏泄，愈而复发，绵历岁年，以热下之，寒去利止，亦其类也。投寒以热，凉而行之；投热以寒，温而行之，始同终异，斯之谓也。斯如此等，其徒实繁，略举宗兆，犹是反治之道，斯其类也。同上

又曰：《要格》曰：寒盛格阳，治热以热慎不可寒格阳而治以寒，外似顺而中气乃逆；热盛拒阴，治寒以寒。慎不可热拒阴而治以热，外似顺而中气乃逆。○《元和纪用经》

何西池曰：有真反、假反之分。假反者，如热邪内陷，阳气不达于外，故身冷肢厥，战栗恶寒，以大承气汤下之而愈。不识者，见其外证似寒，用寒讶其相反；识者谓其内证真热，用寒实为正治，乃假反而非真反也。真反者，如风火暴盛，痰涎上涌，闭塞咽喉，非辛热之品不能开散，不得已暂用星、半、乌、附、巴豆等热药，是则真反也。又有寒热并用者，因其人寒热之邪夹杂于内，不得不用寒热夹杂之剂。古人每多如此，昧者訾为杂乱，乃无识也。然亦有纯寒，而于热剂中少加寒品；纯热，而于寒剂中少加热药者，此则名为反佐。以纯热证虽宜用纯寒，然虑火因寒郁，则不得不于寒剂中少佐辛热之品，以行散之，庶免凝闭郁遏之患寒药热服，亦此意也；纯寒证虽宜用纯热，然虑热性上升，不肯下降，则不得不于热剂中少佐沉寒之品，以引热药下行。如加胆汁、童便入热药中，引入肝肾之类。又，热药寒服，亦此意也。此反佐之义也。知此诸病，则上病取下如下心火上炎，由肾水下虚，滋阴则火自降，下病取上，如小便不摄，由肺气虚者，则益中肺气上，左病取右，右病取左，如左半身痰凝不遂，由右半身火气逼注使然，则泻右之火气，而左自宽，欲升先降，浊降而后清可得而升，如水停气不化津而渴，用五苓去水升清，则津生渴止是也，欲降先升，如小便不通，用吐法，欲行先

---

① 胠（qū 区）：腋下。

止，如气虚散漫，不能运行，须先收敛其气，凝聚不散，盛则自运，所谓塞因塞用也，欲止先行如食积泻，用承气去积则已，所谓通因通用也等法，皆触类贯通矣。《医编》

按："至真要大论"曰：偶之不去，则反佐以取之，所谓寒热温凉，反从其病也。是反佐、反治，其目虽异，其实一义，故启玄论寒与热，以寒温并施；论通与塞，以通塞特用。如西池所说，稍不相协，然亦足相发，故附之。又，成聊摄注白通加猪胆汤曰：此加人尿、猪胆汁咸苦寒物于白通汤热剂中，要其气相从，可去格拒之寒也。又，生姜半夏汤小冷分服，前注以热因寒用释之。盖反治之法，实理之权，而后世名流亦多施用，如张子刚治妊妇下泄而喉闭，用附子理中丸裹以紫雪，尤其巧者也。见张季明《医说》引《夷坚志》。又，吕沧洲治内子王伤寒亦用此法，并有治验，载在拙著《伤寒广要》中，兹不复赘。又，韩飞霞妻病上热下冷证，其弟急于温药内加清上之品，水煎冷服而愈，曰：方书有之，假对假，真对真尔。上乃假热，故以假冷药从之；下乃真冷，故以真热之药反之，斯上下和而病解矣。事载在《医通》中。张、吕二氏之术，盖此理也。凡此之类，皆当精思而意会焉。

又按：张景岳以假寒证用热药、假热证用寒药谓为反治，不知是假反而非真反矣。喻西昌亦袭景岳之谬江舍征《医津一筏》云：阴阳格拒，药用反佐，谓之反治可也；至于真寒而见假热，真热而见假寒，药用反佐，其实正治也。岂是西池之所本乎？又，陶节庵《伤寒六书》曰：反攻之法，如寒病服寒药而愈者，此阳极变阴，热极反得水化也；热病服热药而愈者，此阴极变阳，寒极反得火化也。亦与启玄之旨相畔矣。

又按：《千金》治凡所食不消方，取其余类，烧作末，酒服方寸匕，便吐去宿食即瘥。有食桃不消作病者，以时无桃，就树间得槁桃，烧服之，登时吐病出，甚良。又，《医说》引《琐碎录》，载徽庙食冰太过，遂苦脾疾，杨吉老路进冰煎大理中丸，曰：欲已受病之源。果一二服而愈。此二法，即同气相感之理，岂亦反治之类欤？

探　试

张景岳曰：探病之法，不可不知。如当局临证，或虚实有难明，寒热有难辨，病在疑似之间，补泻之意未定者，即当先用此法。若疑其为虚，意欲用补而未决，则以轻浅消导之剂，纯用数味，先以探之，消而不投，即知为真虚矣；疑其为实，意欲用攻而未决，则以甘温纯补之剂，轻用数味，先以探之，补而觉滞，即知有实邪也。假寒者，略温之必见躁烦；假热者，略寒之必加呕恶。探得其情，意自定矣。经曰：有者求之，无者求之。又曰：假者反之。此之谓也。但用探之法，极宜精简，不可杂乱，精简则真伪立辨，杂乱则是非难凭。此疑似中之活法，必不得已而用之可也。《景岳全书》

王三阳曰：真阴证者，不必用消息法；真阳证者，不必用消息法。凡遇阴证似阳者，先以冷水与之，得水反剧者，阴证也；后以热汤与之，得汤少解；次以姜汤与之，势又稍缓；然后以理中、四逆、桂枝、麻黄、附子、干姜等投之，何至有九窍流血之祸乎？遇阳证似阴者，先以热汤与之，得汤反躁者，阳证也；后以冷水与之，得水少解；次以芩连与之，势又稍缓；然后以大黄、芒硝、承气等投之，何至有滑脱不禁之惨乎？《伤寒纲目》〇按：据卢绍庵《一万社草》，此说祖陶节庵，然陶语今无考。

按：王损庵《伤寒准绳》曰：屠鹏《四时治要》云：如仲景《活人书》，下证俱备，当行大承气，必先以小承气试之；合用大柴胡，必先以小柴胡试之；及阴证晓然，合用四逆汤，必先以理中汤、真武汤之属试之，此皆大贤得重敌之要，学者其可不审乎？按：汤剂丸散，生灵之司命也；死生寿夭，伤寒之瞬息也，岂可试为言哉？盖与其躁暴而多虞，宁若重敌而无失。鸡峰张锐者，宋之神医也，疗一伤寒，诊脉察色皆为热极，煮承气汤，欲饮复疑，至于再三，如有掣其肘者，姑持药以待。病者忽发战悸，覆绵衾四五重始稍定，有汗如洗，明日脱然。使其药入口，则人已毙矣。由是观之，则屠氏之探试，虽非仲景本旨，得非粗工之龟鉴欤？以上王说。考仲景之用试，啻“阳明篇”第三十一章，成聊摄注云：若不大便六七日，恐有燥屎，当以小承气赜之一本作“探”之是已。盖疑似之际，不得已而姑用之，如专施此法，则必后其时，噬脐无及。屠氏之论，不宜拘也。

外患当以意治

张子刚曰：人之疾病，无不自虚实冷热而作，各有形证可以对治，其用药不过补泻寒温而已。然亦有不由虚实冷热而致者，或有诸虫入耳、喉中诸梗、蠼螋溺人影而生疮、目中生眯之类，皆非虚实冷热之病，法当以意治之。如灌牛乳、炙猪肉掩耳上，以治诸虫；默念鸬鹚及戴鱼网，以治鱼鲠；以象牙末、狐狸骨，以治骨鲠；地上画蠼螋形，取其腹中土，以治溺影疮；以胆汁、鸡肝血及视水中豆，以治目中眯之类，竹溜牙以治竹刺，此皆以意治之法也。《鸡峰普济方》

按:《圣济总录》曰：用药之法，有不取于气味，特以意为用者，若鱼网、虎骨之治骨鲠是也。然网能制鱼，乃鱼之所畏；虎能伏兽，乃兽之所畏，其所制伏既不同，则用之亦异矣。此说与张氏互相发。盖此等治法往往有神验，间或出于常理之外，医者不可忽也。

又按: 治病之法，有正有权。正与权者，医之要道也。盖前款所列诸说，皆不外乎二者之理；而二者之大义，则皆备于前款诸说中，读者宜玩而知焉。尤飼鹤《伤寒论贯珠集》分正治、权变、斡旋等法，然斡旋亦权变中之一法已。

卷第三

方法大纲

程普明曰：论病之原，以内伤、外感四字括之；论病之情，则以寒热、虚实、表里、阴阳八字统之；而论治病之方，则又以汗、和、下、消、吐、清、温、补八法尽之。盖一法之中，八法备焉；八法之中，百法备焉。病变虽多，而法归于一。此予数十年来心领神会，历试而不谬者，尽见于八篇中矣。学者诚熟读而精思之，于以救济苍生，亦未必无小补云。《医学心悟》

按：方法分类，诸说纷糅，但程氏析为八法，虽未能无疵，然稍属约确，故兹举其叙辞，以存梗概。如其详义，具列在后。盖陈藏器以药之大体定为十种，而后世目以十剂，或更蛇足数剂。详第十一卷中，宜参至徐思鹤《医学全书》，则又添调、和、解、利、寒、温、暑、火、平、夺、安、缓、淡、清，并为二十四方，烦杂最甚。此佗，刘河间立有轻、清、暑、火、解、甘、淡、缓、寒、调、夺、湿、补、平、荣、涩、和、温十八剂。出朱好谦《心印绀珠经》。又，王损庵《证治准绳》、李建斋《医学入门》并引之。张戴人谓汗吐下三法能兼众法。二家之见，繁省失当者也。吴雪窗《医学权衡》以戴人三法，而补之以利、温、和、方见徐思鹤《古今医统》，亦未为尽。张景岳八阵，列为补、和、攻、散、寒、热、固、因，尤失新奇。而张石顽增有兼方，亦为冗设焉。又，汪讱庵撰《医方集解》，其部分颇佳，今括例言于下，曰：盖以治病之道，当治于未病，故先补养；及既受病，则有汗吐下三法，故次发表、涌吐、攻里；若表症未除，里证复急者，当表里交治，故次发表攻里；按：此说甚谬，辨见于次卷又有病在半表半里，及在表而不宜汗，在里而不宜下者，法当和解，故次和解；然人之一身以气血为主，故次理气、理血；若受病之因，多本于六淫，故次风寒暑湿燥火；古云"百病皆从痰起"，故次除痰；若饮食不节，能致积滞，故次消导；又，滑则气脱，故次收涩；虫能作病，故次杀虫；至于眼目、痈疡、妇人，各有专科，每科略取数方，以备采择；末附救急良方，以应仓卒。

又按：仲景治伤寒，大要亦不过八法，曰汗、曰清、曰下、曰温，此为六病正证之治；曰吐、曰消、曰补、曰涩，此为兼变诸证之治。汗清下温，兼变亦施；而吐消补涩，在正证所不须矣。如杂病之治，究竟亦不出于此八者范围之外耳。但八法中，细目颇多，今论列于各款云。又尝考前辈所辨析，有曰其治有四，因其轻而扬之，下者因而竭之，中满者泄之，高者因而越之者刘河间《保命集》；有曰大要无越乎汗、吐、下、温四法者戴九灵撰《吕沧洲传》；有分为汗、吐、下、温、和解、调六类者陆彦功《伤寒类证便览》；有曰不过汗、吐、下、温、和、解五法者王心春《伤寒证治明条》；有分为汗、吐、下、渗、和解、温补六类者李建斋《医学入门》；有分为汗、吐、下、温、清、补六法者张景岳《类经》。又，《景岳全书》每法有子目；有分为发表、解肌、和解、攻里、救里五法者陈长卿《伤寒五法》；有分为发汗、涌吐、和解、清热、攻血、攻下者汪苓友《伤寒辨注》引张宪公《伤寒论类疏》；有分为汗、吐、下、和、寒、温六方者柯韵伯《伤寒论翼》、王晋三《古方选注》；有分为发、解、和、清、救五略者汪春圃《孝慈备览》，盖此诸说均皆有碍，所以不敢从也。

补泻要领

孙真人曰：《素问》曰：实即泻之，虚即补之，不虚不实，以经调之。此其大经也。凡有脏腑积聚，则问少长，须泻则泻；凡有虚损，无问少长，须补即补，以意量度而用之。《千金方》

陈延之曰：自有少盛之人，不避风凉，触犯禁忌，暴竭津液，虽得微疾，皆不可轻以利药下之。一利便竭其津液，因滞著床席按：《千金》，“因”作“困”，无“席”字，动经年岁也。初始皆宜与平药治也，宜利者，乃转就下之耳。唯小儿不在此例。大法宜知如此也。夫长宿人病，宜服利汤药者，未必顿尽一剂也，皆视其利多少，且消息之，于一日之宽也《千金》作“候利之足则止”。病源未除者，明后更合一剂《千金》，“明”作“于”，不必服尽，但以前后利势相成耳。气力堪剂者，不制也《千金》，“制”作“论”。病源宜服利药，治取除者，服汤之后，宜将丸散也。时时服汤，助丸散耳。夫病是服利汤得差者，从此以后慎不中服补汤也。得补，病势则还复成也，重就利之，其人则重弊也。若初差，气力未展平复者《千金》，“展”作“甚”，当消息之，宜服药者，当以平和药逐和之也。若垂平复，欲将补益丸散者，自可以意料量耳。夫有常患之人，不妨行走，气力未衰，欲将补益，冷热随宜丸散者，乃可先服利汤下，便除胸腹中瘀积淡实，然后可将补药。复有虚人积服补药，或中实食为害者，可止服利药除之。复有平实之人，暴虚空竭者，亦宜以微补药止以和之，而不可顿补也。暴虚，微补则易平也，过补，喜否结为害也。夫极虚极劳病应服补汤者《千金》此下有“不过三剂即止，若治”八字，非是，风病应服治风汤者，此皆非三五剂可治也，自有滞风洞虚，积服数十剂及至百余剂，乃可差者也。然应随宜增损之，以逐其体寒温涩利耳。家宿祢公《医心方》引《小品方》

按：陈氏去仲景甚近，此说精邃剀切，非后世肤识之徒所能道及，真医家之典型，岂可不三复乎？

张景岳曰：治病之则，当知邪正，当权重轻。凡治实者，譬如耘禾，禾中生稗，禾之贼也，有一去一，有二去二，耘之善者也；若有一去二，伤一禾矣；有二去四，伤二禾矣；若识禾不的，俱认为稗，而计图尽之，则无禾矣。此用攻之法，贵乎察得其真，不可过也。凡治虚者，譬之给饷，一人一升，十人一斗，日饷足矣；若百人一斗，千人一斛，而三军之众又岂担石之粮所能活哉？一饷不继，将并前饷而弃之，而况于从中克减乎？此用补之法，贵乎轻重有度，难从简也。《景岳全书》

按：景岳又曰：攻但可用于暂，不可以收缓功；补乃可用于常，不可以求速效。此概论也。前卷既有详辨，宜参。又曰：凡临证治病，不必论其有虚证无虚证，但无实证可据而为病者，便当兼补以调营卫、精血之气；亦不必论其有火证无火证，但无热证可据而为病者，便当兼温以培命门、脾胃之气。斯说似精，然病有虽无实不受补者，有虽无热不必温者，则亦是不免拘墟之见矣。李念莪《本草通玄》曰：凡用滋补药，病不增即是减，内已受补故也；用克伐药，病不减即是增，内已受伐故也。冯楚瞻《锦囊秘录》曰：邪重于本，则以泻为补；本重于邪，则以补为泻。并是。

攻补寒热同用

杨仁斋曰：黄连汤用干姜、黄连，柴胡桂姜汤用黄芩、干姜，麻黄升麻汤用桂枝、石膏，返阴丹用附子、腻粉，阴旦汤用干姜、黄芩，与夫桂枝石膏汤、桂枝大黄汤、干姜黄连黄芩人参汤，某药性寒，某药性温，温以调阴，寒以调阳，盖使阴阳调而得其正。其有阳证当下而表怯者，阴证

当温而带热者，皆可以前例推之，亦当权其冷热重轻，为之增减，斯可矣。《活人总括》

张隐庵曰：夫治病，有专宜于寒者、热者、补者、泻者，又宜寒热补泻之兼用者。如伤寒有附子泻心汤，用大黄、芩连、附子，寒热之并用者；有柴胡加龙骨牡蛎汤，以人参、大黄、黄芩、姜桂，补泻寒热之并用者；《金匮》有大黄附子细辛汤，有大黄、干姜、巴豆之备急丸，此皆先圣贤切中肯綮之妙用，当参究其所用之因而取法之。今时有用凉药而恐其太凉，用热药而恐其太热，是止知药之寒热，而不知病之邪正虚实也。然亦有并用寒热补泻而切当者，反为不在道者笑之。开之曰：寒热补泻兼用，在邪正虚实中求之则得矣。《侣山堂类辨》

徐洄溪曰：虚证宜补，实证宜泻，尽人而知之者。然或人虚而证实，以弱体之人冒风伤食之类；或人实而证虚，如强壮之人劳倦亡阳之类；或有人本不虚而邪深难出，又有人已极虚而外邪尚伏，种种不同，若纯用补则邪气益固，纯用攻则正气随脱，此证未愈，彼病益深，古方所以有攻补同用之法。疑之者曰：两药异性，一水同煎，使其相制，则攻者不攻，补者不补，不如勿服；若或两药不相制，分途而往，则或反补其所当攻，攻其所当补，则不惟无益，而反有害，是不可不虞也。此正不然。盖药之性，各尽其能，攻者必攻强，补者必补弱。犹掘坎于地，水从高处流下，必先盈坎而后进，必不反向高处流也。如大黄与人参同用，大黄必能逐去坚积，决不反伤正气；人参自能充盈正气，决不反补邪气。盖古人制方之法，分经别脏，有神明之道焉。如疟疾之小柴胡汤，疟之寒热往来乃邪在少阳，木邪侮土，中宫无主，故寒热无定，于是用柴胡以驱少阳之邪，柴胡必不犯脾胃；用人参以健中宫之气，人参必不入肝胆，则少阳之邪自去，而中土之气自旺，二药各归本经也。如桂枝汤，桂枝走卫以祛风，白芍走营以止汗，亦各归本经也。以是而推，无不尽然。试以《神农本草》诸药主治之说细求之，自无不得矣。凡寒热兼用之法，亦同此义，故天下无难治之症。后世医者不明此理，药惟一途，若遇病情稍异，非顾此失彼，即游移浮泛，无往而非棘手之病矣。但此必本于古人制方成法而神明之，若竟私心自用，攻补寒热，杂乱不伦，是又杀人之术也。《医学源流论》

按： 白虎加人参汤治热结津乏，调胃承气汤治燥实液亏，柴胡加龙骨牡蛎汤治误下坏证，附子泻心汤治里热表虚之类，是攻补同用也。半夏、生姜、甘草三泻心汤治中焦冷热不调，栀子干姜汤、黄连汤、乌梅丸、干姜黄芩黄连人参汤治上热下冷，柴胡桂枝干姜汤治水热相并之类，是寒热同用也。此皆所病之证本属错杂，故药之攻补寒热，各有相对者也。前卷“治辨虚实”“治有不可正行”“反治”等条，并宜参看。又有病但寒但热而寒热并行者，如大青龙汤、桂枝加大黄汤、大黄附子汤、备急丸之类，是其药一取其性，一取其用，性用相藉，自作一种方剂矣详论于第十卷。又如白虎汤之粳米，十枣汤之大枣之类，是取回护胃气矣，并与攻补同用之意不同也。

五脏苦欲补泻

缪仲淳曰：五脏苦欲补泻，乃用药第一义。苦欲者，犹言好恶也。违其性，故苦；遂其性，故欲。欲者，是本脏之神之所好也，即补也；苦者，是本脏之神之所恶也，即泻也。肝苦急，急食甘以缓之。肝为将军之官，其性猛锐，急则有摧折之意。用甘草以缓之，即宽解慰安之义也。肝欲散，急食辛以散之，扶苏条达，木之象也。用川芎之辛以散之，解其束缚也。以辛补之，辛虽主散，遂其所欲，即名为补。以酸泻之，如太过则制之，毋使逾分。酸可以收，芍药之属。虚则补之。陈皮、生姜之属。心苦缓，急食酸以收之。心为形君，神明之性，恶散缓而喜收敛。散缓违其性，敛则宁静清明，故宜五味子之酸，以收其缓也。心欲软，急食咸以软之，软者，和调之义。心君本和，热邪干之则躁急，故须芒硝之成寒，除其邪热，软其躁急也。以咸补之，泽泻导心气以入肾。以甘泻之，烦劳则虚而心热，参芪之甘温，益元气而虚热自退，故名为泻。虚则补之。心以下交于肾为补，炒盐之咸以润下，使下交于肾，既济之道也。脾苦湿，急食苦以燥之。脾为仓廪之官，属土，喜燥，湿则不能健运。白术之燥，遂其性之所喜也。脾欲缓，急食甘以缓之，稼穑作甘，甘生缓，是其本性也。以甘补之，脾喜健运，气旺则行，人参是也。以苦泻之，湿土主长夏之令，湿热太过，脾斯困矣，急以黄连之苦泻之。虚则补之。甘草益气，大枣益血，俱甘入脾。肺苦气上逆，急食苦以泄之。肺为华盖之脏。相傅之官，藏魄而主气者也。气常则顺，气变则逆，逆则违其性矣，宜黄芩苦以泄之。肺欲收，急食酸以收之，肺主上焦，其政敛肃，故喜收，宜白芍药之酸以收之。以辛泻之，金受火制，急食辛以泻之，桑白皮是也以酸补之，不敛则气无管束，肺失其职矣，宜五味子补之，酸味遂其收敛，以清肃乎上焦。虚则补之。义见上句。肾苦燥，急食辛以润之。肾为作强之官，藏精，为水脏，主五液，其性本润，是故恶燥，宜知母之辛以润之。肾欲坚，急食苦以坚之。肾非坚无以称作强之职。四气，遇湿热即软，遇寒冷则坚；五味，得咸即软，得苦即坚，故宜黄柏。以苦补之，坚即补也，宜地黄之微苦以咸泻之，咸能软坚，软即泻也，泽泻是已。虚则补之。藏精之脏，苦固能坚，然非益精无以为补，故宜熟地黄、山茱萸。○《神农本草经疏》○按：原文稍繁，今节其要。且“肝苦急”以下，据李念莪《医宗必读》删订录。

又曰：经曰：五脏者，藏精气而不泻者也，故曰满而不能实。是有补而无泻者，其常也。脏偶受邪，则泻其邪，邪尽即止，是泻其邪，非泻脏也。脏不受邪，毋轻犯也。世谓肝无补法，知其谬也。六腑者，传导化物糟粕者也，故曰实而不能满。邪客之而为病，乃可攻也，中病乃已，毋尽剂也。病在于经则治其经，病流于络则及其络，经直络横，相维辅也。同上

按：五脏苦欲补泻，见“脏气法时论”。而王海藏隶以各药，殆不免牵执见《汤液本草》；今缪氏就其意，敷演为说，亦似不确协，姑录以备参酌焉。盖《杂病论》首辨脏腑虚实之例，以示施治之法，必本于脏腑之理，是以古经方必论脏腑虚实。而宋代官撰《圣惠》《济众》《圣济》等书，其方药尤备，皆深达经旨者矣。逮易水师弟创报使之说，而丹溪以来专主张之，古义荡然，度而不讲。唯滑撄宁著有“五脏补泻心要”，岂有见于此欤？

又按：“十四难”曰：损其肺者，益其气；损其心者，调其营卫；损其脾者，调其饮食，适其寒温；损其肝者，缓其中；损其肾者，益其精。盖是与“法时论”别发一义，而所谓益气缓中者，犹是补脾一途，补彼以及此者也。滑撄宁《难经本义》曰：缓者，和也。又，《金匮》：肝之病，补用酸，助用焦苦，益用甘味之药调之。尤饲鹤《金匮心典》引《难经》为解。至如泻法，则缪氏以为脏偶受邪则泻其邪，此说诚是。盖五脏无自实为病者，其所谓实者，客热壅实已，故心、脾、肺之于泻，皆不过清解其热；但肝主条达，偶有抑怒愤郁，亦亢实为病，故清肝之外，更有疏肝、伐肝之法；肾之于泻，亦仅泻其外腑。钱仲阳曰：肾主虚，不受泻。可谓确言矣。此语见《小儿直诀》“睦亲宅一大王疮疹黑陷”条中。又，《本草纲目》“大戟”条有说，宜相参。又，宋学士文集“赠医师贾某序”，称仲阳之术曰：建为五脏之方，各随所宜，肝有相火则有泻而无补，肾为真水则有补而无泻，皆启《内经》之秘，尤知者之所取法。考肝无补法，钱氏本无其说，且与经旨相戾。缪氏之辨为当。补脾、补肾之辨，载在后卷云。

气血调治

缪仲淳曰：一、补气。气虚宜补之，如人参、黄芪、羊肉、小麦、糯米之属是也。二、降气、调气。降气者，即下气也。虚则气升，故法宜降，其药之轻者如紫苏子、橘皮、麦门冬、枇杷叶、芦根汁、甘蔗，其重者如番降香、郁金、槟榔之属。调者，和也。逆则宜和，和则调也，其药如木香、沉

水香、白豆蔻、缩砂、蜜乌药之类。三、破气。破者，损也。实则宜破，如少壮人暴怒气壅之类，然亦可暂不可久，其药如枳实、青皮、枳壳、牵牛之属。盖气分之病不出三端，治之之法及所主之药，皆不可混滥者也，误则使病转剧。世多不察，故表而出之。血虚宜补之，虚则发热内热，法宜甘寒、甘平、酸寒、酸温以益营血，其药为熟地黄、白芍药、牛膝、炙甘草、酸枣仁、龙眼肉、鹿角胶、肉苁蓉、甘枸杞子、甘菊花、人乳之属。血热宜清之凉之，热则为痈肿、疮疖，为鼻衄，为齿衄，为牙龈肿，为舌上出血，为舌肿，为血崩，为赤淋，为月事先期，为热入血室，为赤游丹，为眼暴赤痛，法宜酸寒、苦寒、咸寒、辛凉以除实热，其药为童便、牡丹皮、赤芍药、生地黄、黄芩、犀角、地榆、茜草、大小蓟、黄连、山栀、大黄、青黛、天门冬、玄参、荆芥之属。血瘀宜通之，瘀必发热发黄，作痛作肿，及作结块、癖积，法宜辛温、辛热、辛平、辛寒、甘温以入血通行，佐以咸寒，乃可软坚，其药为当归、红花、桃仁、苏木、桂、五灵脂、蒲黄、姜黄、郁金、京三棱、延胡索、花蕊石、没药、䗪虫、干漆、自然铜、韭汁、鳖甲、童便、牡蛎、芒硝之属。盖血为营，阴也，有形可见，有声可察，有证可审者也。病既不同，药亦各异，治之之法，要在合宜，倘失其宜，为厉不浅。差剧之门，可不谨乎？《本草经疏》

按：朱丹溪《格致余论》云：气无补法，世俗之言也，以气之为病，痞闷壅塞，似难于补，恐增病势。不思正气虚者，不能运行，邪滞所著而不出，所以为病。经曰：壮者气行则愈，怯者著而成病。苟或气怯，不用补法，气何由行？此说盖为假实证而发也。又按：滑撄宁曰：血隧热壅，须用硝黄；气隧寒壅，须用桂附。阴阳之用不同者，无形、有形之异也。出朱天台撰“撄宁生传”。又曰：血溢、血泄，诸蓄妄证，其始也，予率以桃仁、大黄行血破瘀之剂，折其锐气，而后区别治之，虽往往获中，犹不得其所以然也。后来四明，遇故人苏伊举，问论诸家之术，伊举曰：吾乡有善医者，每治失血蓄妄，必先以快药下之。或问：失血复下，虚何以当？则曰：血既妄行，迷失故道，不去蓄利瘀，则以妄为常，曷以御之？且去者自去，生者自生，何虚之有？予闻之愕然曰：名言也，昔者之疑，今释然矣。王损庵《证治准绳》引《卮言》。二说可谓至当矣。又，前辈云：血得热则行，得寒则凝。此未审所出，然《内经》既有其意，宜参《察病通义》。观桃核承气汤、桂枝茯苓丸，则其说可信矣。然俞守约《续医说》曰：《玄珠经》“十剂”条内有云：气温则血滑，气寒则血凝。虽然，亦有中寒气虚，阴阳不相守者，血乃妄行，经所谓阳虚阴必走者是也，法当用辛温之药，加官桂、细辛，中温则血自归经矣。此亦一说。又，缪氏有吐血三法，曰：宜降气，不宜降火；宜行血，不宜止血；宜补脾，不宜伐肝。又，黄锦芳《本草求真》曰：血有盛于气，则血泣而不流，故有必用温暖之药以行之；气胜于血，则血燥而不通，故有必赖清凉之药以行之。

杨仁斋曰：盖气者，血之帅也，气行则血行，气止则血止，气温则血滑，气寒则血凝。气有一息之不运，则血有一息之不行。病出于血，调其气，犹可以导达；病原于气，区区调血，何加焉？故人之一身，调气为上，调血次之，是又先阳后阴之意也。若失血，有败瘀滞泥于诸经，则气之道路未免有壅遏，又当审所先而决去之，经所谓先去其血而后调之，又不可不通其变矣。然而调气之剂，以之调血而两得；调血之剂，以之调气而乖张。如木香，如官桂，如细辛，如厚朴，以至乌药、香附、莪术、三棱之类，治气可也，治血亦可也。若以当归、地黄辈论之，施之血证，无以逾此，然其性缠滞，每于胃气有亏焉；胃气既亏，则五脏六腑之气亦馁矣，其间剂量而佐助之。虽然，心为血之主，肝为血之脏，肺为气之主，肾为气之脏，诚哉是言也。学者苟知血之出于心，而不知血之纳于肝；知气之出于肺，而不知气之纳于肾，用药模棱，往往南辕而北辙矣。假如血痢作恙，以五味、门冬等剂行其心，以巴豆、大黄等剂逐其积，而其痛独存者，血之所藏无以养也，必佐以川芎或芎归汤辈，则其痛止。假如喘嗽气鸣，以姜、橘、枳、梗、苏、桂调其气，以南星、半夏、细辛豁其痰，而终不下降者，气之所藏无以收也，必佐以补骨脂或安肾圆辈，则其气归元。病有标本，治有后先，纲举而目斯张矣。噫，此传心吃紧之法也。《直指方》

按： 易思兰《医案》曰：有云气如橐籥，血如波澜，决之东流之东，决之西流之西。气有一息不运，则血有一息不行，欲治其血，先调其气。或曰：血病治气，理固明矣。尝见有调气而血疾不愈者，有不调气而治血亦愈者，又何也？予曰：所因有不同耳，有因血而病气者，有因气而病血者，能以脉证辨之，而治法之先后定矣。缪氏又曰：因气病而及血者，先治其气；因血病而及气者，先治其血。因证互异，宜精别之。并本于仁斋也。如气血补法之详，后自有条，兹不具录。

卷第四

汗吐下总说

张戴人曰：夫病之一物，非人身素有之也，或自外而人，或由内而生，皆邪气也。邪气加诸身，速攻之可也，速去之可也。揽而留之，可乎？虽愚夫愚妇，皆知其不可也，及其闻攻则不悦，闻补则乐之。今之医者曰：当先固其元气，元气实，邪自去。世间如此妄人，何其多也。夫邪之中人，轻则传久而自尽，颇甚则传久而难已，更甚则暴死。若先论固其元气，以补剂补之，真气未胜，而邪已交驰横骛而不可制矣。惟脉脱下虚，无邪无积之人，始可议补；其余有邪积之人而议补者，皆鲧湮洪水之徒也。今予论汗吐下三法，先论攻其邪，邪去而元气自复也。况予所论之法，谙练日久，至精至熟，有得无失，所以敢为来者言也。天之六气，风暑火湿燥寒；地之六气，雾露雨雷冰泥；人之六味，酸苦甘辛咸淡。故天邪发病，多在乎上；地邪发病，多在乎下；人邪发病，多在乎中，此为发病之三也。处之者三，出之者亦三也。诸风寒之邪结搏皮肤之间，藏于经络之内留而不去，或发疼痛走注，麻痹不仁，及四肢肿痒拘挛，可汗而出之；风痰宿食，在膈或上脘，可涌而出之；寒湿固冷，热客下焦，在下之病，可泄而出之。《内经》散论诸病，非一状也；泛言治法，非一阶也。"至真要大论"等数篇，言运气所生诸病，各断以酸苦甘辛咸淡以总括之，其言补时见一二，然其补非今之所谓补也。文具于"补论"条下。如辛补肝，咸补心，甘补肾，酸补脾，苦补肺，若此之补，乃所以发腠理、致津液、通血气。至其统论诸药，则辛甘淡三味为阳，酸苦咸三味为阴，辛甘发散，淡渗泄，酸苦咸涌泄。发散者归于汗，涌者归于吐，泄者归于下，渗为解表归于汗，泄为利小溲归于下，殊不言补，乃知圣人止有三法，无第四法也。然则圣人不言补乎？曰：盖汗下吐，以若草术治病者也按："若"字可疑；补者，以谷肉果菜养口体者也。夫谷肉果菜之属，犹君之德教也；汗下吐之属，犹君之刑罚也。故曰：德教，升平之粱肉；刑罚，治乱之药石。若人无病，粱肉而已；及其有病，当先诛伐有过；病之去也，粱肉补之。如世已治矣，刑措而不用，岂可以药石为补哉？必欲去大病大瘵，非吐汗下，末由也已。然今之医者，不得尽汗下吐法，各立门墙，谁肯屈己之高而一问哉？且予之三法，能兼众法，用药之时，有按有蹻，有揃有导，有减有续有止。今之医者，不得予之法，皆仰面嗷笑曰：吐者，瓜蒂而已矣；汗者，麻黄、升麻而已矣；下者，巴豆、牵牛、朴硝、大黄、甘遂、芫花而已矣。既不得其术，从而诬之，予固难与之苦辩，故作此诠。所谓三法可以兼众法者，如引涎、漉涎、嚏气、追泪，凡上行者，皆吐法也；炙、蒸、熏、渫、洗、熨、烙、针刺、砭射、导引、按摩，凡解表者，皆汗法也；催生、下乳、磨积、逐水、破经、泄气，凡下行者，皆下法也。以余之法所以该众法也。然予亦未尝以此三法，遂弃众法，各相其病之所宜而用之。以十分率之，此三法居其八九，而众所当才一二也。《儒门事亲》

孙台石曰：张子和治病，不离汗吐下三法，本疗暴病，而久病亦可用以奏捷。暴病者，如伤寒冒邪者，汗之；及大头瘟，头面肿胀，并热为寒包，喘急难眠，诸风湿证，一汗可安；痈毒初起，经曰汗之则疮已，此皆邪随汗解也。如食积痰滞者，吐之；及喉风乳蛾，而头面颈项大肿，点水不入，音声不出，命悬须臾，慎勿刺破，破者立毙，惟一吐则肿消索食；并干霍乱、绞肠痧类，皆赖吐全。如里邪实热者，下之；及头面周身火热炽盛，皆可下之；痢疾腹痛等证，下之即畅，经曰“痛随利减，胀以利宽”是也。久病者，如风寒久伏肌髓，微热恶风，或累月痎疟，诸寒湿肿胀，皆可汗之；年远厉风，大汗驱之。如积月关格，或小便癃闭等患，或伏痰滞气，时痛时胀，恹恹数年，不能发越，百药无功，一吐可愈。如痢疾，始初失下，大痛口渴，肛门肿闭，小便不通，粒米不进，气息机微，一下霍然。至于气结痰凝，蓄血留积，必以攻下，推陈致新是也。可见此三法之妙，毋论暴病，即久病亦甚神；又毋论少壮，即衰老亦多奏功。今人能以此治暴病，而不敢用诸久病；又并遇暴病，而谬虑虚弱，疑畏不用，以致病邪深入，渐不可救。虽然，病属有余，极至困笃，用可立起；病属不足，亦难行之，最宜详审。《简明医彀》

翟玉华曰：吐下汗三法，张子和用之，取效甚捷，但施于壮健之人则可，若虚弱者则不可轻用也。虽不可轻用，然攻病之法，亦不出此。其升之、举之、提之，皆吐之意也；其降之、抑之、行之，皆下之意也；其清之、散之、疏之，皆汗之意也。至于当补者，又非专主于增补、收摄，凡调之、养之、温之，皆补也。去其所害，而气血自生，借攻为补，亦是一法，学者不可不知。《医学启蒙汇编》

何西池曰：子和治病，不论何证，皆以汗吐下三法取效，此有至理存焉。盖万病非热则寒，寒者气不运而滞，热者气亦壅而不运，气不运则热郁、痰生、血停、食积，种种阻塞于中矣。人身气血，贵通而不贵塞，非三法何由通乎？又，去邪即所以补正，邪去则正复，但以平淡之饮食调之，不数日而精神勃发矣。故妇人不孕者，此法行后即孕，阳道和畅也。男子亦阳道骤发，非其明验乎？丹溪倒仓法，实于此得悟。后人不明其理，而不敢用，但以温补为稳，杀人如麻，可叹也。《医碥》○按：吐后阳举，宜考第六卷。又，倒仓法，本属不经，前辈有辩驳，甚是。

按：《内经》明言药补，详开于后卷。戴人之议补，虽或时势所然，要是一偏之见，殊失古圣之意。然其用三法，变化自在，所谓如身之使臂，臂之使手者，信觉不虚诬；其所论说，辨核精诣，闯仲景之堂奥。学者弃其瑕而取其瑜，庶为得矣。

汗下寒热

张景岳曰："发表不远热，攻里不远寒"，此二句大意全在"发""攻"二字。发者，逐之外也；攻者，逐之内也。寒邪在表，非温热之气不能散，故发表不远热；热郁在内，非沉寒之物不能除，故攻里者不远寒。然亦有用小柴胡、白虎、益元之类而取汗愈病者，此因表里俱热，故当凉解，非发之谓也。又有用四逆、理中、回阳之类而除痛去积者，何也？此因阴寒留滞，故当温中，非攻之谓也。所谓发者，开其外之固；攻者，攻其内之实。今昧者但见外感发热等病，不能察人伤于寒而传为热者，有本寒标热之义，辄用芩连等药，以清其标。岂邻寒在表，药寒在里，以寒得寒，使内外合邪，遂不可解，此发表用寒之害也。故凡寒邪在表未散，外虽炽热，内无寒证，正以火不在里，最忌寒凉。此而误人，是不知当表者不可远热也。又如内伤喘痛胀满等证，多有三阴亏损。今人但见此证，不辨虚寒，遽用硝黄攻里，焉知有假实真虚之病而复伐之，则病未去而元气伤。此而误人，是不知当攻者不可远寒也。按：此证既非内实，不可引为攻里之例。二者之害颇多，不得不表出之以为戒。《质疑录》

柯韵伯曰：发表攻里，乃御邪之长技。盖表证皆因风寒，如表药用寒凉，则表热未退，而中寒又起，所以表药必用桂枝，发表不远热也。然此为太阳表热言耳。如阳明、少阳之发热，则当用柴芩、栀豉之类主之。按：此言之解热则可，不可引为发表之例。里证皆由郁热，下药不用苦寒，则瘀热不除，而邪无出路，所以攻剂必用大黄，攻里不远寒也。然此谓阳明胃热言耳。如恶寒痞硬，阳虚阴结者，又当以姜、附、巴豆之类兼之矣。《伤寒论翼》

按：“发表不远热，攻里不远寒”，出“六元正纪大论”，而张戴人演之，有“攻里发表，寒热殊途笺”。盖此二句仅言其常，至表热郁极，则有如大青龙汤凉解之法；里寒壅实，则有如桂枝加大黄汤及巴豆温利之法，不宜一概而论矣。

又按：戴人笺曰：表里俱病者，虽可以热解表，亦可以寒攻里，此仲景之大小柴胡汤，虽解表亦兼攻里，最为得体。今之用药者，只知用热药解表，不察里之已病，故前所言热证皆作矣。医者不知罪由己作，反谓伤寒变证，以诬病人，非一日也。故刘河间自制通圣散，加益元散，名为双解。千古之下，得仲景之旨者，刘河间一人而已。此说非是。盖大小柴胡固非兼解表之剂，而里热兼表，必先发表，乃是仲景之律。详于第二卷“治有先后”条。如通圣、双解之类，则大头时毒等毒热壅郁证特有相适者，倘施之伤寒，则左右牵制，反招其害。汪讱庵《医方集解》立“表里”一门，不啻背仲景之法，其所举诸方，不必涉表里，强合为类，可谓谬矣。又，戴人治验中，有汗吐下并行者。此等手段，自存其人，非后辈所效颦也。

汗下迟早

张兼善曰：或问：有言“汗不厌早，下不厌迟”，斯言何如？予曰：凡汗证固宜早，仲景谓不避晨夜者，此也按：此“伤寒例”语；夫下证须从宜定夺，当急则急，当缓则缓，安可一概而治？假如阳明病，已有可下之理，但为面合赤色，其在经之热犹未敛；又如呕多虽有阳明证，谓热在上焦，未全入腑，皆言“不可攻”，凡此之类，固宜迟也。若阳明篇中言“急下”者，事不可缓，其可迟乎？所言从宜定夺是也。《伤寒选录》引

刘松峰曰：凡人初感寒邪，一觉憎寒、头痛、身痛、身热、脊强，便宜用温散之剂，速发其汗，断无不愈之理。虽年老及平素虚怯之人，不易作汗

者，觉病即服汗剂，其邪亦无不即当时解散者。此余屡用而屡效者也。迟则寒邪稽留，传变百出，而斑、黄、狂、躁等证生矣。所以一觉感寒，便宜速治，若必如《难知》所说，或日午以后感寒必迟，至明朝午前服汗剂，不亦晚乎？假如午后感寒，此时虽属阴分，亦宜速治散剂，且服之多未有当时即汗者，必俟次早药力既行，又逢阳分，出汗更易易耳。所谓汗无太早者，明系预早之早，岂早晚之早乎？至所谓太晚之说，分明解作迟下，非早晨夜晚。第此言为庸医不应下而妄下之者说法耳，然其言不能无弊也。若遇宜急下之证，而必执“下无太晚”之说，则阳明胃腑势必被邪火烧，至燥裂而不可救矣。下剂若必拘以时，不亦谬哉？“早、晚”二字，当易以“迟、速”，云“汗无太速，下无太迟”，则不烦言而解矣。《说疫》

按：韩祇和《伤寒微旨》，其“可下篇”不立汤液，惟以早下为太戒见乾隆《四库总目》，清臣曰：盖为气质羸弱者言。恐非。盖为粗工妄下而发。如王海藏《此事难知》以日候早晚，言汗下之例，迂拘极甚。故戴复庵《证治要诀》既谓为大纲之论，而张景岳《质疑录》亦辨其陋，皆确论也。

又按：《玉函经》，仲景曰：不须汗而强与汗之者，夺其津液，令人枯竭而死；又，须汗而不与汗之者，使诸毛孔闭塞，令人闷绝而死；又，不须下而强与下之者，令人开肠洞泄，便溺不禁而死；又，须下而不与下之者，令人心内懊侬，胀满烦乱，浮肿而死。盖是汗下之严戒也。江含征《医津一筏》曰：医者晓得当汗而汗，当下而下，不难；晓得当汗而不能汗，当下而不可下，为难。仲景之可与不可，宜详玩。此语为是。又，罗谦甫《卫生宝鉴》有“汗多亡阳”“下多亡阴”二按，张隐庵《侣山堂类辨》曰：一薰一莸，十年遗臭，故去邪莫如速也。曰汗多亡阳，如表邪盛者，汗之而解，以养阳也；曰下多亡阴，如里邪实者，下之而解，以养阴也。多者，谓其太过也。太过不可，而况妄行乎？

汗法大旨

程普明曰：汗者，散法也，经云“邪在皮毛者，汗而发之”是也，又云“体若燔炭，汗出而散”是也。然有当汗不汗误人者，有不当汗而汗误人者；有当汗不可汗，而妄汗之误人者；有当汗不可汗，而又不可以不汗，汗之不得其道，以误人者；有当汗而汗之，不中其经，不辨其药，知发而不知敛，以误人者，是不可以不审也。何则？风寒初客于人也，头痛发热而恶寒，鼻塞声重而体痛，此皮毛受病，法当汗之。若失时不汗，或汗不如法，以致腠理闭塞，营卫不通，病邪深入，流传经络者有之。按："皮毛经络"当改"表里"字。此当汗不汗之过也。亦有头痛发热与伤寒同，而其人倦怠无力，鼻不塞，声不重，脉来虚弱，此内伤元气不足之证。又，有劳心好色，真阴亏损，内热晡热，脉细数而无力者。又，有伤食病，胸膈满闷，吞酸嗳腐，日晡潮热，气口脉紧者。又，有寒痰厥逆，湿淫脚气，按：脚气有宜发表者，不可概言。内痈外痈，瘀血凝积，以及风温湿温，中暑自汗诸证，皆有寒热，与外感风寒似同而实异，若误汗之，变证百出矣。所谓有当汗而汗者，此也。若夫证在外感应汗之例，而其人脐之左右上下或有动气，则不可以汗。经云：动气在右，不可发汗，汗则衄而渴，心烦，饮水即吐；动气在左，不可发汗，汗则头眩，汗不止，筋惕肉瞤；动气在上，不可发汗，汗则气上冲，正在心中；动气在下，不可发汗，汗则无汗，心大烦，骨节痛，目运，食入则吐，舌不得前。又，脉沉咽燥，病已入里，汗之则津液越出，大便难而谵语。又，少阴证，但厥无汗，而强发之则动血，未知从何道出，或从耳目，或从口鼻出者，此为下厥上竭，为难治。又，少阴中寒，不可发汗，汗则厥逆蜷卧，不能自温也。又，寸脉弱者，不可发汗，汗则亡阳；尺脉弱者，不可发汗，汗则亡阴也。又，诸亡血家不可汗，汗则直视额上陷；淋家不可汗，汗则便血；疮家不可汗，汗则痉。又，伤寒病在少阳，不可汗，汗则谵妄。又，坏病虚人及女人经水适来者，皆不可汗，若妄汗之，变证百出矣。所谓当汗不可汗，而妄汗误人者，此也。按：此段援经文，肆加删改，且经中禁汗之例，漏载不少，并不知何意。夫病不可汗，而又不可以不汗，则将听之乎？是有道焉。《伤寒赋》云：动气，理中去白术。按：此不引理中丸加减法者，何？即于理中汤去术，而加汗药，保元气而除病气也。又，热邪入里而表未解者，仲景有麻黄石膏之例按：此语欠当，有葛根黄芩黄连之例，是清凉解表法也。又，太阳证脉沉细按：经无所征，少阴证反发热者，有麻黄附子细辛之例，是温中解表法也。按此说误；又，少阳中风，用柴胡汤加桂枝按：宜云太阳少阳并病，用柴胡桂枝汤，是和解中兼表法也。又，阳虚者，东垣用补中汤加表药；阴虚者，丹溪用芎归汤加表药，其法精且密矣。按：益气加表药，犹有相适；如芎归加表药，恐迂慢无效。总而言之，凡一切阳虚者，皆宜补中发汗；一切阴虚者，皆宜养阴发汗；挟热者，皆宜清凉发汗；挟寒者，皆宜温经发汗；伤食者，则宜消导发汗。感重而体实者，汗之宜重，麻黄汤；感轻而体虚者，汗之宜轻，香苏散。又，东南之地，不比西北，隆冬开花，少霜雪，人禀常弱，腠理空疏，凡用汗药，只须对证，不必过重。予尝治伤寒初起，专用香苏散，加荆、防、川芎、秦艽、蔓荆等药，一剂愈，甚则两服，无有不安。而麻黄峻剂，数十年来不上两余。可见地土不同，用药迥别。其有阴虚、阳虚、挟寒、挟热、兼食而为病者，即按前法治之，但师古人用药之意，而未尝尽泥其方，随时随证，酌量处治，往往有验。此皆已试之成法，而与斯世共白之，所以拯灾救患者，莫切乎此。此汗之之道也。且三阳之病，浅深不同，治有次第。假如证在太阳，而发散阳明，已隔一层；病在太阳、阳明，而和解少阳，则引贼入门矣。假如病在二经，而专治一经，已遗一经；病在三经，而偏治一经，即遗二经矣；假如病在一经，而兼治二经，或兼治三经，则邪过经矣。按：观此论，则普明盖不达仲景之旨者矣。况太阳无汗，麻黄为最；太阳有汗，桂枝可先。葛根专主阳明按：亦失仲景之旨，柴胡专主少阳，皆的当不易之药。至于九味羌活，乃两感热证，三阳三阴并治之法，初非为太阳一经设也。按：此方创于张洁古，而陶节庵表章之，盖其去古法远矣。又，柴葛解肌汤乃治春温、夏热之证，自里达表，其证不恶寒而口渴。若新感风寒，恶寒而口不渴者，非所宜也。按：此说不必。又，伤风自汗用桂枝汤，伤暑自汗则不可用，若误用之，热邪愈盛，而病必增剧。若于暑证而妄行发散，复伤津液，名曰重暍[①]，多致不救。古人设为白术、防风例以治风，设益元散、香薷饮以治暑，俾不犯三阳禁忌者，良有以也。又，人知发汗退热之法，而不知敛汗退热之法，汗不出则散之，汗出多则敛之。敛也者，非五味、酸枣之谓，其谓致病有因，出汗有由，治得其宜，汗自敛耳。譬如风伤卫，自汗出者，以桂枝汤和营卫，祛风邪，而汗自止。若热邪传里，令人汗出者，乃热气熏蒸，如釜中吹煮，水气旁流，非虚也，急用白虎汤清之。若邪已结聚，不大便者，则用承气汤下之，热气退而汗自收矣。此与伤暑自汗略同，但暑伤气为虚邪，只有清补并行之一法；寒伤形为实邪，则清热之外，更有攻下止汗之法也。复有发散太过，遂至汗多亡阳，身瞤动欲擗地者，宜用真武汤，此救逆之良药，与中寒冷汗自出者同类并称，又与热证汗出者大相径庭矣。其他，少阳证，头微汗或盗汗者，小柴胡汤；水气证，头汗出者，小半夏加茯苓汤。按：此亦失经旨。至于虚人自汗、盗汗等证，则归脾、补中、八珍、十全，按法而用，委曲寻绎，各尽其妙，而后即安。所谓汗之必中其经，必得其药，知发而知敛者，此也。嗟嗟，百病起于风寒，风

① 暍（ye 噎）：中暑。

寒必先客表，汗得其法，何病不除？汗法一差，夭枉随之矣。吁，汗岂易言哉？《医学心悟》

按：《内经》曰：因其轻而扬之。又曰：其有邪者，渍形以为汗；其在皮者，汗而发之。又曰：开鬼门。又曰：今风寒客于人，使人毫毛毕直，皮肤闭而为热，当是之时，可汗而发也。又曰：三阳经络皆受其病，而未入于脏者，故可汗而已。此轩岐之论汗也。仲景发表之法，不过二端，曰桂枝汤，谐和营卫，以治其表虚，邪在肌肉者；曰麻黄汤，发泄郁阳，以治其表实，邪迫骨节者。就中更有节目，桂枝加葛根汤，治表虚而邪著筋脉者；葛根汤，治表实而邪著筋脉者；大青龙汤，凉发壅实，以治表实势剧者；桂枝麻黄各半汤、桂枝二麻黄一汤、桂枝二越婢一汤，并治表虚失汗，缠滞引日者。此太阳病之治例也。更有直中表寒证，而附子汤治其病重阳虚者，亦犹桂枝汤之例；麻黄、附子二汤治其病轻表闭者，亦犹麻黄汤之例。此少阴病之治例也。此诸方主证及制立之旨，拙著《伤寒论述义》既详辨之，今不再赘。盖发汗之法，无出于此范围。扩而充之，则凡病之系表者，皆无不可疗。仲景治湿家，犹于桂、麻方中加驱湿之品，其义可见已。

又按：晋唐汗方，有仲景所不有者，皆难适用。降至宋人，则韩祗和禁用桂枝，殆一时之权乎？《医垒元戎》《医学纲目》并有辨，宜参。南渡以来，专用香苏散、正气散等芳香轻平之药，以治四时伤寒，盖亦系当日之宜，施之后世，则仅不过发感冒微邪已。如陶节庵主张九味羌活汤，则一偏之见也。又，张戴人“可汗式”，论吐法兼汗，吐之发汗，固属强责，不易轻试焉。更有蒸汗法，载在第九卷中。

发汗不用燥药

徐洄溪曰：驱邪之法，惟发表、攻里二端而已。发表所以开其毛孔，令邪从汗出也，当用至轻至淡、芳香清冽之品，使邪气缓缓从皮毛透出，无犯中焦，无伤津液，仲景麻黄、桂枝等汤是也。然犹恐其营中阴气，为风火所煽，而销耗于内，不能滋润和泽，以托邪于外，于是又啜薄粥，以助胃气，以益津液，此服桂枝汤之良法。凡发汗之方，皆可类推，汗之必资于津液如此。后世不知，凡用发汗之方，每每用厚朴、葛根按：葛根主痉病，而《本草》亦云，治消渴，实为汗药中之润品。以为燥药者，误矣。羌活、白芷、苍术、豆蔻等温燥之药，即使其人津液不亏，内既为风火所熬，又复为燥药所烁，则汗从何生？

汗不能生，则邪无所附而出，不但不出邪气，反为燥药鼓动，益复横肆，与正气相乱，邪火四布，津液益伤，而舌焦唇干，便闭目赤，种种火象自生，则身愈热，神愈昏，恶证百出。若再发汗，则阳火盛极，动其真阴，肾水来救，元阳从之，大汗上泄，亡阳之危证生矣，轻者亦成痉证，遂属坏证难治。故用燥药发汗而杀人者，不知凡几也。此其端开于李东垣，其所著书立方，皆治湿邪之法，与伤寒杂感无涉。而后人宗其说，以治一切外感之证，其害至今益甚。不但非古圣之法，并误用东垣之法，医道失传，只此浅近之理尚不知，何况深微者乎？《医学源流论》

按岐伯曰：人所以汗出者，皆生于谷，谷生于精。观此，则汗之必资于津液，益可信矣。

发汗不可太过

徐洄溪曰：治病之法，不外汗、下二端而已。下之害人，其危立见，故医者、病者皆不敢轻投。至于汗多亡阳而死者，十有二三，虽死而人不觉也。何则？凡人患风寒之疾，必相戒以为宁暖无凉，病者亦重加覆护，医者亦云服药必须汗出而解，故病人之求得汗，人人以为当然也。秋冬之时过暖，尚无大害；至于盛夏、初秋，天时暴燥，卫气开而易泄，更加闭户重衾，复投发散之剂，必至大汗不止而阳亡矣。又，外感之疾，汗未出之时，必烦闷恶热；及汗大出之后，卫气尽泄，必阳衰而畏寒，始之暖覆犹属勉强，至此时虽欲不覆而不能，愈覆愈汗，愈汗愈寒，直至汗出如油，手足厥冷，而病不可为矣。其死也，神气甚清，亦无病苦。病者、医者及旁观之人，皆不解其何故而忽死，惟有相顾噩然而已。我见甚多，不可不察也。总之，有病之人，不可过凉，亦不宜太暖，无事不可令汗出，惟服药之时宜令小汗。仲景服桂枝汤法云：服汤已，温覆令微似汗，不可如水淋漓。此其法也。至于亡阳未剧，犹可挽回，《伤寒论》中真武、理中、四逆等法可考。若已脱尽，无可补救矣。又，盛暑之时，病者或居楼上，或卧近灶之所，无病之人，一立其处，汗出如雨；患病者，必至时时出汗，即不亡阳，亦必阴竭而死。虽无移徙之处，必择一席稍凉之地而处之，否则神丹不救也。《医学源流论》

张景岳曰：取汗之法，当取于自然，不宜急暴。但服以汤剂，盖令温暖，使得津津微汗，稍令久之，则手足稍周，遍身通达，邪无不散矣。若一时逼之，致使如淋如洗，则急遽间卫气已达，而营气未周，反有不到之处，且恐大伤元气，非善法也。余尝见有子病者，其父母爱惜之甚，欲其速愈，且当温暖之，令覆以重被，犹恐不足，而以身压其上。子因热极叫呼，其父母曰：犹未也，须再出些方好。及许久放起，竟致亡阳而毙之。是但知汗出何妨，而不知汗之杀人，此强发之鉴也。又，有邪本不甚，或挟虚、年衰、感邪等证，医不能察，但知表证宜解，而发散太过，或误散无效，而屡散不已，因而即被其害者有之；或邪气虽去，遂致胃气大伤，不能饮食，而羸惫不振者有之，此过汗之戒也。凡发汗太过，一时将至亡阳，或身寒而栗，或气脱昏沉等候，速宜煎独参汤一两许饮之，或甚者以四味回阳饮，速为挽回，庶可保全，否则恐致不救。《景岳全书》

取汗，在不缓不急，不多不少。缓则邪必留连，急则邪反不尽；汗多则亡其阳，汗少则病必不除。《医宗金鉴》

按：汗不可过，仲景谆谆戒之，盖不啻亡阳，其变或不能一定。故方中止用桂枝，则啜热稀粥以助药力，有麻黄、葛根则不须啜粥，其意可见矣。且“其病重者，一日一夜服”云云者，照之“伤寒例”，则此言其人本有宿癖，或血脉燥涩，而药与之相格，因致烦郁，使其觉病势加重者，须从容施剂，以视其安。倘误为药力不及，而匆遽连进，则贻戚不鲜矣。盖不止桂枝为然，用药之理往往有如此者，不可不察。汗药服法，互见第十二卷中

又按：孙真人《千金·月令》云：凡发汗，汗遍即止，不可令霡霂[①]；得汗后，以粉抹之，不可令自干。考之经旨，汗出太多者，方用粉法，今云之“不可令自干”，则拘矣。温粉方，见先君子《伤寒论辑义》、拙著《述义》及《伤寒广要》中，今不赘载。又，《伤寒总病论》云：凡发汗，须如常覆腰以上，厚衣覆腰以下，以腰足难取汗故也。半身无汗，病终不解。凡发汗后，病证仍存，于三日内可二三发汗，令腰脚周遍为度。庞氏之用心切矣。如发汗不彻者，其变亦伙，治之节度，岂可失乎？

虚家不可大汗

孙真人曰：诸病发热恶寒，脉浮洪者，便宜发汗，温粉粉之，勿令遇风。当发汗，而其人适失血及下大利，则不可大汗也，数少与桂枝汤，使体

---

① 霡霂（mài mù 脉木）：形容汗流如雨的样子。

润漐漐汗出，连日当自解也。《千金方》〇按：《外台秘要》引范汪，下“大”字错。戴复庵曰：失血家不可发汗，淋家不可发汗，如此等类，岂宜遽用表剂？当徐徐解散。《证治要诀》

按：经中有麻黄证兼虚，姑用桂枝者，盖如亡血家、淋家等禁汗诸证。或有宜于表剂中更设关防者，其挟虚寒者，如桂枝加附子汤、桂枝加芍药生姜人参汤之类；其挟里热及血分虚燥者，如葛根黄芩黄连汤、栝楼桂枝汤，及阳旦汤、葛根解肌汤之类，兼补兼清，皆宜酌用矣。

张景岳曰：凡治伤寒，但见脉息微弱及沉细无力者，皆不可任意发汗。然欲去外邪，非汗不可，而仲景云：脉微弱者，不可发汗。夫脉弱非阳，既不可用寒凉，而寒邪在表，又不可用攻下。然则舍此之外，又将何法以治此表邪乎？不知温中即可以散寒，而强主即可以逐寇，此仲景之意，岂不尽露于言表而明悟之者，当心会之矣。且凡病外感而脉见微弱者，其汗最不易出，其邪最不易解，何也？凡以元气不能托送，即发亦无汗，邪不易解，则愈发愈虚，而危亡立至矣。夫汗本乎血，由乎营也；营本乎气，由乎中也。未有中气虚而营能盛者，未有营气虚而汗能达者。脉即营之外候，脉既微弱，元气可知。元气愈虚，邪愈不解，所以阳证最嫌阴脉，正为此也。故治此者，但遇脉息微弱，正不胜邪等证，必须速固根本以杜深入，专助中气以托外邪，必使真元渐充，则脉必渐盛，自微细而至滑大，自无力而至有神，务令阴脉转为阳脉，阴证转为阳证，斯时也，元气渐充，方是正复邪退，将汗将解之佳兆。《景岳全书》

又曰：夫补者，所以补中，何以亦能散表？盖阳虚者，即气虚也，气虚于中，安能达表？非补其气，肌能解乎？凡脉之微弱无力，或两寸短小，而多寒者，即其证也，此阳虚伤寒也。阴虚者，即血虚也，血虚于里，安能化液？非补其精，汗能生乎？凡脉之浮芤不实，或两尺无根，而多热者，即其证也，此阴虚伤寒也。然补则补矣，仍当酌其剂量。譬之饮酒者，能饮一勺，而与以一升，宜乎其至于困也；使能饮一斗，而与以一合，其真蚍蜉之撼大树耳。夫寒中者，所以清火，何以亦能散表？盖阳亢阴衰者，即水亏火盛也。水涸于经，安能作汗？譬之干锅赤裂，润自何来？但加以水，则郁蒸沛然，而气化四达。夫汗自水生，亦犹是也。如前论言补阳补阴者，宜助精气也；此论言以水济火者，宜用寒凉也。盖补者，补中之不足；济者，制火之有余。凡此者，均能解表，其功若一；而宜寒宜暖，其用不侔，是有不可不辨。同上

按： 经有"尺中脉微，尺中迟，不可发汗"之戒，而心中悸而烦用小建中汤，脉结代用炙甘草汤，则景岳所论不为无理。然其单从寒中，亦以散邪者，殆为难信矣。景岳又分汗法为三，曰温散，曰凉散，曰平散见《类经》。又立三表法见《全书》，并言假他治以托邪者，不是发汗法，故不繁引云。

卷第五

下法大旨

张戴人曰：下之攻病，人亦所恶闻也。然积聚陈莝于中，留结寒热于内，留之则是耶？攻之则是耶？《内经》一书，惟以气血通流为贵。世俗庸工，惟以闭塞为贵，又止知下之为泻，又岂知《内经》之所谓下者，乃所谓补也？陈莝去而肠胃洁，癥瘕尽而营卫昌，不补之中，有真补者存焉。然俗不信下之为补者，盖庸工妄投下药，当寒反热，当热反寒，未见微功，转成大害，使聪明之士亦复不信者，此也。所以谓寒药下者，调胃承气汤，泄热之上药也；大小桃仁承气，次也；陷胸汤，又其次也；大柴胡，又其次也。按：此诸方各有所宜，今立差等，未审何意。以凉药下者，八正散，泄热兼利小便；洗心散，抽热兼治头目；黄连解毒散，治内外上下蓄热而不泄者；四物汤，凉血而行经者也；神芎丸，解上下蓄热而泄者也。以温药而下者，无忧散，下诸积之上药也；十枣汤，下诸水之上药也。以热药下者，煮黄丸、缠金丸之类也。急则用汤，缓则用丸，或以汤送丸，量病之微甚，中病即止，不必尽剂，过而生愆。仲景曰：大法秋宜泻。谓秋则阳气在下，人气与邪气亦在下，故宜下。此仲景言其大概耳。设若春夏有可下之疾，当不下乎？按：此下原论承气汤，义不了，今删却。或言男子不可久泻，妇人不可久吐，何妄论之甚也？可吐则吐，可下则下，岂问男女乎？大人小儿所伤之物在胃脘，如两手脉迟而滑者，内实也，宜下之，何以别乎？盖伤宿食者恶食，伤风者恶风，伤寒者恶寒，伤酒者恶酒，至易辨也。故凡宿食在胃脘者，可下之，则三部脉平；若心下按之而硬满者，犹宜再下之。如伤寒大汗之后，重复劳发而为病者，盖下之后热气不尽故也，当再下之。若杂病腹中满，痛不止者，此为内实也。《金匮要略》曰：痛而腹满，按之不痛为虚，痛者为实。《难经》曰：痛者为实。腹中满痛，里壅为实，故可下之，不计杂病、伤寒，皆宜急下之，宜大承气汤，或导水丸，或泄水丸等药。过十余行，如痛不已，亦可再服，痛已则止。至如伤寒大汗之后，发热，脉沉实，及寒热往来，时时有涎嗽者，宜大柴胡加当归煎服之，下三五行立愈。产后慎不可作诸虚不足治之，必变作骨蒸寒热，饮食不入，肌肤瘦削，经水不行。经曰：寒则衰饮食，热则消肌肉。人病瘦削，皆粗工以药消烁之故也。呜呼，人之死者，岂为命乎？《难经》曰：实实虚虚，损不足而益有余。如此死者，医杀之耳。至如目黄、九疸、食劳，皆属脾土，可下之，宜茵陈蒿汤，或用导水丸、禹攻散，泻十余行，次以五苓散、桂苓甘露散、白术丸等药服之则愈矣。或腰脚胯痛，可用甘遂粉二三钱，以獖猪腰子，薄批七八片，掺药在内，以湿纸包数重，文武火烧熟，至临卧细嚼，以温酒或米饮汤调下，至平明见一二十行，勿讶。意欲止泻，则饮冰或新水，顿服之，泻立止。次服通经和气定痛乌金丸、蹁马丹之类，则愈矣。《内经》有不因气动而病生于外者，太仆以为瘴气、贼魅、虫毒、飞尸、鬼击、冲薄、坠堕、风寒暑湿、斫射、剥割、撞扑之类。至如诸落马、堕井、打扑、闪肭、损折、汤沃、火烧、车碾、犬伤，肿发焮[①]痛，日夜嚎泣不止者，予寻常谈笑之间，立获大效，可峻泻三二十行，痛止肿消，乃以通经散下导水丸等药，如泻水少则可再加汤剂泻之，后服和血消肿散毒之药，病去如扫。此法得之睢阳高大明、侯德和，使外伤者不致瘫残跛躄之患，余非敢掩人之善，意在救人耳。曾有邻人杖疮发作，肿痛，焮及上下，语言错乱，时时呕吐，数日不食，皆曰不救。余以通经散三四钱，下神祐丸百余丸，相并而下，间有呕出者，大半已下膈矣，良久大泻数行，秽不可近，脓血、涎沫、瘀血约一二斗。其病人困睡不省，一日一夜。邻问予，予曰：喘息匀停，肿消痛减，故得睡也。来旦语清食进，不数日痊。救杖疮欲死者，四十年间二三百。余追思举世杖疮死者，皆枉死也。自后凡见冤人被责者，急以导水丸、禹攻散大作剂料，泻惊涎一两盆，更无肿发痛焮之难。如导水丸、禹攻散泄泻不动，更加之通经散、神祐丸泻之，泻讫须忌热物，止可吃新汲水一二顿，泻止立愈。至如沉积多年羸劣者，不可便服陡攻之药，可服缠积丹、三棱丸之类。《内经》曰：重者因而减之。若人年老衰弱，有虚中积聚者，止可五日一服万病无忧散。故凡积年之患，岂可一药而愈，即可减而去之。以本草考之，下之寒者，有戎盐之咸，犀角之酸咸，沧盐、泽泻之甘咸，枳实之苦酸，腻粉之辛，泽漆之苦辛，杏仁之苦甘；下之微寒者，有猪胆之苦；下之大寒者，有牙硝之甘，大

① 焮（xìn 信）：发炎红肿。

黄、瓜蒂、牵牛、苦瓠子、蓝汁、牛胆、羊蹄根苗之苦，大戟、甘遂之苦甘，朴硝、芒硝之苦辛；下之温者，有槟榔之辛，芫花之苦辛，石蜜之甘，皂角之辛咸；下之热者，有巴豆之辛；下之辛凉者按："辛"字可疑，有猪、羊血之咸；下之平者，有郁李仁之酸，桃花萼之苦。上三十味，惟牵牛、大戟、芫花、皂角、羊蹄根、苦瓠子、瓜蒂有小毒，巴豆、甘遂、腻粉、杏仁之有大毒，余皆无毒。设若疫气、冒风、中酒、小儿疮疹，及产后潮热，中满败血，勿用腻粉、杏仁大毒之药，下之必死，不死即危。且如槟榔、犀角、皂角皆温平，可以杀虫，透关节，除肠中风火燥结。大黄、芒硝、朴硝等咸寒，可以治伤寒热病、时气瘟毒、发斑泻血、燥热发狂，大作汤剂，以荡涤积热。泽泻、羊蹄根苗、牛胆、蓝叶汁、苦瓠子亦苦寒，可以治水肿，遍身肿大如鼓，大小便不利，及目黄、湿毒、九疸、食痨、疳虫、食土生米等物，分利水湿，通利大小便，荡涤肠胃间宿谷相搏。又若备急丸，以巴豆、干姜、大黄，蜜和丸之，亦是下药，然止可施于辛苦劳力、贫食粗辣之辈。或心腹胀满，胁肋刺痛，暴痛不住，服五七丸或十丸，泻五七行以救急。若施之富贵城郭之人，则非矣。此药用砒石，治疟相类，止可施之于贫食之人。若备急丸治伤寒、风温、中酒、冒风，及小儿疮疹、产后满闷，用之下膈，不死则危。及夫城郭之人、富贵之家用此下药，亦不死则危矣。奈何庸人畏大黄而不畏巴豆，粗工喜巴豆而不喜大黄？盖庸人以巴豆惟热而不畏，以大黄性寒而畏；粗工以巴豆剂小而喜，以大黄剂大而不喜，皆不知理而至是也。岂知诸毒中，惟巴豆为甚，去油，匮之蜡，犹能下后使人津液涸竭，留毒不去，胸热口燥，他病转生，故下药以巴豆为禁。余尝用前十余药，如身之使臂，臂之使手。然诸洞泄寒中者，不可下，俗谓休息痢也。伤寒脉浮者，不可下；表里俱虚者，不可下；《内经》中五痞心证，不宜下。按：此一句似有伪脱。厥而唇青，手足冷，内热深者宜下，寒者不宜下，以脉别之。小儿内泻，转生慢惊，及两目直视，鱼口出气者，亦不宜下。若十二经败甚，亦不宜下，止宜调养，温以和之，如下则必误人病耳。若其余大积大聚、大病大秘、大涸大坚，下药乃补药也。余尝曰泻法兼补法，良以此夫。《儒门事亲》

程普明曰：下者，攻也，攻其邪也。病在表则汗之，在半表半里则和之，病在里则下之而已。然有当下不下误人者，有不当下而下误人者；有当下不可下，而妄下之误人者；有当下不可下，而又不可以不下，下之不得其法，以误人者；有当下而下之，不知浅深，不分便溺与蓄血，不论汤丸，以误人者。又，杂证中不别寒热、积滞、痰、水、虫、血、痈脓以误人者，是不可不察也。何谓当下不下？仲景云：少阴病，得之二三日，口燥咽干者，急下之。少阴病，六七日，腹满，不大便者，急下之。下利，脉滑数，不欲食，按之心下硬者，有宿食也，急下之。阳明病，谵语，不能食，胃中有燥屎也，可下之。阳明病，发热，汗多者，急下之。少阴病，下利清水，色纯清，心下必痛，口干燥者，急下之。伤寒六七日，目中不了了，睛不和，无表证，大便难者，急下之。此皆在当下之例，若失时不下，则津液枯竭，身如槁木，势难挽回矣。然又有不当下而下者，何也？如伤寒表证未罢，病在阳也，下之则成结胸，病邪虽已入里，而散漫于三阴经络之间，尚未结实，若遽下之，亦成痞气。按此数句，盖失经旨，宜参拙著《伤寒论述义》。况有阴结之证，大便反硬，得温则行，如开冰解冻之象。又，杂证中，有高年血燥不行者，有新产血枯不行者，有病后亡津液者，有亡血者，有日久不更衣，腹无所苦，别无他证者，若误下之，变证蜂起矣。所谓不当下而下者，此也。然又有当下不可下者，何也？病有热邪传里，已成可下之证，而其人脐之上下左右或有动气，则不可以下。又，咽中闭塞者，不可下。又，脉微弱者，不可下。脉浮大，按之无力者，不可下。脉迟者，不可下。喘而胸满者，不可下。欲吐欲呕者，不可下。病人阳气素微者，不可下，下之则呃。病人平素胃弱，不能食者，不可下。病人能食，胃无燥屎也，不可下。小便清者，不可下。病者腹满，时减复如故者，不可下，若误下之，变证百出矣。所谓当下不可下，而妄下误人者，此也。然有当下不可下，而又不得不下者，何也？夫以羸弱之人，虚细之脉，一旦而热邪乘之，是为正虚邪盛，最难措手。古人有清法焉，有润法焉，有导法焉，有少少微和之法焉，有先补后攻、先攻后补之法焉，有攻补并行之法焉，不可不讲也。如三黄、解毒，清之也；麻仁、梨汁，润之也；蜜煎、猪胆汁、土瓜根，导之也；凉膈散、大柴胡，少少和之也。更有脉虚体弱，不能胜任者，则先补之而后攻之，或暂攻之而随补之，或以人参汤送下三黄枳术丸，又或以人参、瓜蒌、枳实，攻补并行而不相悖。盖峻剂一投，即以参术、归芍，维持调护于其中，俾邪气潜消而正气安固，不愧为王者之师矣。按：此段当与第二卷“虚实”条相参。又有杂证中大便不通，其用药之法，可相参也。如老人、久病人、新产妇人，每多大便闭结之证，丹溪用四物汤，东垣用通幽汤，予尝合而酌之，而加以苁蓉、枸杞、柏子仁、芝麻、松子仁、人乳、梨汁、蜂蜜之类，随手取效。又，尝于四物加升麻及前滋润药，治老人血结，数至圊而不能便者，往往有验。此皆委屈疏通之法。若果人虚，虽传邪热邪，不妨借用，宁得猛然一往，败坏真元，至成洞泻，虽曰天命，岂非人事哉？所谓下之贵得其法者，此也。然又有当下而下，而不知浅深，不分便溺与蓄血，不论汤丸，以误人者，何也？如仲景大承气汤，必痞满燥实兼全者，乃可用之。若仅痞满而未燥实者，仲景只用泻心汤；痞满兼燥而未实者，仲景只用小承气汤，除去芒硝，恐伤下焦阴血也；燥实在下而痞满轻者，仲景只用调胃承气汤，除去枳、朴，恐伤上焦阳气也。又有太阳伤风证，误下而传太阴，以致腹痛者，则用桂枝汤加芍药；大实痛者，桂枝汤加大黄，是解表之中兼攻里也。按：此论三承气，及加芍药，加大黄，不核，辨见于后。又有邪从少阳来，寒热未除，则用大柴胡汤，是和解之中兼攻里也。又，结胸证，项背强，从胸至腹硬满而痛，手不可近者，仲景用大陷胸汤丸；若不按不痛者，只用小陷胸汤；若寒实结胸，用三白散热药攻之。又，水结胸，头汗出者，用小半夏加茯苓汤按：此据朱奉议《活人书》，喻西昌《伤寒尚论篇》所辨当矣。水停胁下，痛不可忍者，则用十枣汤。凡结胸阴阳二证，服药罔效，《活人》俱用枳实理中丸，应手而愈。按：此方所主，实系阴结。又，《河间三书》云：郁热蓄甚，神昏厥逆，脉反滞涩，有微细欲绝之象。世俗未明造化之理，投以温药，则不可行；或者妄行攻下，致残阴暴绝，势大可危，不下亦危。宜用凉膈散合解毒汤，养阴退阳，积热藉以宣通，则心胸和畅，而脉渐以生。此皆用药浅深之次第也。又如太阳证未罢，口渴，小便短涩，大便如常，此为溺涩不通之证，治用五苓散。又，太阳传本，热结膀胱，其人如狂，少腹硬满而痛，小便自利者，此为蓄血下焦，宜抵当汤丸。若蓄血轻微，但少腹急结，未至硬满者，则用桃核承气汤，或用生地四物汤加酒洗大黄各半下之，尤为稳当。盖溺涩证，大便如常；燥粪证，小便不利；蓄血证，小便自利，大便色黑也。此便、溺、蓄血之所由分也。血结膀胱，病势最急，则用抵当汤，稍轻则抵当丸。结胸恶证悉具，则用大陷胸汤，稍轻者，大陷胸丸。其他荡涤肠胃、推陈致新之法，则皆用汤。古人有言：凡用下药攻邪气，汤剂胜丸散。诚以热淫于内，用汤液涤除之为清净耳，此汤丸之别也。然又有杂证中不别寒热、积滞、痰、水、虫、血、痈脓以误人者，何也？东垣治伤食证，腹痛，便闭，拒按者，因于冷食，用见晛丸；因于热食，用三黄枳术丸；若冷热互伤，则以二丸，酌其所食之多寡而互用之，应手取效。按：冷食热食以分治法，殊为迂泥。又，实热老痰，滚痰丸；水肿实证，神祐丸；虫积，剪红丸；血积，花蕊丹、失笑丸；肠痈，牡丹皮散。随证立方，各有攸宜，此杂证攻下之良法也。近世庸家，不讲于法，每视下药为畏途，病者亦视下药为砒鸩，致令热证垂危，袖手旁观，委之天数，大可悲耳。昔张子和《儒门事亲》三法，即以下法为补，谓下去其邪而正气自复，谷肉果菜无往而非补养之物。虽其说未合时宜，而于治病，攻邪之法正未可缺。吾愿学者仰而思之，平心而察之，得其要领，以施救济之方，将以跻斯民于寿域，不难矣。《医学心悟》

按：经曰：因其重而减之。又曰：其下者，引而竭之；中满者，泻之于内。又曰：其实者，散而泻之。又曰：其未满三日者，可汗而已；其满三日者，可泄而已。曰：人有所堕坠，恶血留内，腹中满胀，不得前后，先饮利药。此轩岐之下法也。盖攻下之道，不可以速，不可以迟，必在其中肯焉。邪将陷里，未全实胃者，虽日数既多，倘遽下之，则邪正相扰，或热气上迫，或变为虚寒，其证不一，此经文所谆谆垂戒者也。邪既实胃者，虽得病无日，必宜用疏转。而瞻顾失下，则火邪胶固，销血铄液，遂至攻补两难，此吴又可所深畏者也。是以用下之机，间不容穗，必俟外解里实而亟用承气，釜底抽薪，则邪氛顿衰，而后从事清润，病无不愈矣。大抵服汤已，更衣二三行，则谵妄止，舌润腹和。倘以其余焰犹存，误为实未去，而过攻之，则必损胃气，亦为变证，所以有“得下，余勿服”之禁也。然至其人禀强，与病势殊重者，及余邪复聚者，则并有不可以常论，所谓下后懊侬而烦，及大下后六七日不大便，烦不解之类是也。又可论有“因证数攻”条，曰：其中有间日一下者，有应连下三四日者，有应连下二日间一日者。其中宽缓之间，有应用柴胡清燥汤者，有应用犀角地黄汤者。至投承气，某日应多与，某日应少与，其间不能得法，亦足以误事。此非可以言传，贵乎临时斟酌。斯言精切，非空谈矣，并是伤寒之理也已。如杂病之于下，则干霍、暴痛等诸危急证，宜峻下之，固不待言。凡沉滞痼癖，如顽痰、宿饮、积食、老血，及狂痫、霉癞诸疾，皆有不可不下者。其负固不服，宜霎时驱除者，有如久咳之于十枣汤之类。淹久不消，宜取次溃散者，有如劳极之于大黄䗪虫丸之类。盖其端绪不一，临处之际，须仔细甄辨，而勿疑殆焉。尤饲鹤《医学读书记》曰：攻除陈积之药，可峻而不可快，宜专而不宜泛，快急过病所，泛则搏击罕中，由是坚垒如故，而破残已多，岂徒无益而已哉？此理之所然。然破积有大药，如鳖甲煎丸之类。则非宜概言矣。《外台》引崔氏，疗癥瘕，有羁縻攻之方，亦缓下之谓也。

又按：三承气功用，成聊摄注解以热结微甚为辨，而张云岐《保命集》所论綦详。盖硝、黄均是寒下之药，而大黄气味峻烈，能破实结；芒硝成润，能软坚凝。大黄功在气，芒硝功在质。此其所以为异。但芒硝比大黄，其力颇缓，不如大黄之独行奏绩。然病稍重者，非配用芒硝则不能荡涤大邪，况滋以枳、朴破气，则最见其效。故大承气为最紧，而小承气次之，调胃承气又次之。盖小承气证，视之大承气证，则其机相同，其实稍轻；如调胃承气，则既无枳、朴，更有甘草，是润下之法，其用颇不同也。陶节庵《伤寒六书》以三焦分论之，迂拘不可信。闵涵清《伤寒阐要编》既加辨订，今不复赘。

又按：吴又可曰：如人方肉食而病适来，以致停积在胃，用大小承气连下，惟是臭水稀粪而已。于承气汤中但加人参一味服之，虽三四十日所停之完谷及完肉，于是方下。盖承气藉人参之力，鼓舞胃气，宿物始动也。今试有阳明病，其人素虚，虽用承气，胃气不能施布，仍遵此法，始得快下者。盖不啻停食为宜也。

用下勿拘结粪

吴又可曰：大凡客邪贵乎早逐，乘人气血未乱，肌肉未消，津液未耗，病人不至危殆，投剂不至掣肘，愈后亦易平复。欲为万全之策者，不过知邪之所在，早拔去病根为要耳。但要谅人之虚实，度邪之轻重，察病之缓急，揣邪气离膜原之多寡，然后药不空投，投药无太过不及之弊。是以仲景自大柴胡以下，立三承气，多与少与，自有轻重之殊。勿拘于“下不厌迟”之说。应下之证，见下无结粪，以为下之早，或以为不应下之证误投下药，殊不知承气本为逐邪而设，非专为结粪而设也。必俟其粪结，血液为热所搏，变证迭起，是犹养虎遗患，医之咎也。况多有溏粪失下，但蒸作极臭，如败酱，或如藕泥，临死不结者，但得秽恶一去，邪毒从此而消，脉证从此而退，岂徒孜孜粪结而后行哉？假如经枯血燥之人，或老人血液衰少，多生燥结；或病后血气未复，亦多燥结，在经所谓“不更衣十日，无所苦”，有何妨害？是知燥结不致损人，邪毒之为殒命也。要知因邪热致燥结，非燥结而致邪热也。但有病久失下，燥结为之壅闭，瘀邪、郁热益难得泄；结粪一行，气通而邪热乃泄，此又前后之不同。总之，邪为本，热为标，结粪又其标也。能早去其邪，安患燥结耶？假令滞下，本无结粪，初起质实，频数窘急者，宜芍药汤加大黄下之，此岂亦因结粪而然耶？乃为逐邪而设也。或曰：得毋为积滞而设与？余曰：非也。邪气客于下焦，气血壅滞，郁而为积，若去积以为治，已成之积方去，未成之积后生，须用大黄逐去其邪，是乃断其生积之原，营卫流通，其积不治而自愈矣。更有虚痢，又非此论。或问：脉证相同，其粪有结，有不结者，何也？曰：原其人病至，大便当即不行，续得蕴热，益难得出，蒸而为结也；一者，其人平素大便不实，虽胃家热甚，但蒸作极臭，状如黏胶，至死不结，应下之证，误引经论“初硬后必溏，不可攻”之句，诚为千古之弊。《温疫论》

按：仲景以后，妙用承气者，莫如又可，而此论实为其本领。以吾观之，其所得固在于此，其所失亦在于此。何以言之？后世庸师，不谙医理，遇胃家实证，清便不结者，当下不下，徒治其外，遂至转变不一，故又可悍然立言，以破其陋，可谓卓矣。然仲景治下利，用大承气者六条，用小承气，用调胃承气，用大柴胡者各一条，皆为热结旁流及滞下诸证，未有内无实物而辄用承气者。盖胃实之征，在于脉证而不在结粪。故注意胃实而勿拘结粪，是用下之法也。倘云注意逐邪，则复开粗工下早之路，其害有不可胜言。且燥屎瘀积，正是邪薮，承气以荡其结，而邪从以消，谓之承气逐邪则乖矣。所谓溏粪失下，蒸作极臭者，即是黏腻恶物，系于瘀积所致，则亦不可言之非胃实。如滞下一证，犹是宿积因邪而动，非邪之生积也。又可切畏黄连，又以白虎为表药，故不得不以大黄充清解，岂亦此论之所以发乎？然则学者宜通又可之意，勿泥又可之文，庶其可欤？再，又可以误引经论，为千古之弊。然初硬后溏，固不是可下证，但须勿以实滞、下利相混看而已。

又按：阳明病，热熏内外，血液必燥，故下后调治，必与养营、清燥等汤，此亦又可之卓识也。

下邪热不宜丸

许学士曰：仲景论中，百一十三方，为圆者有五，理中、陷胸、抵当、麻仁、乌梅是已。理中、陷胸、抵当皆大弹圆，煮化而服，与汤无异。至于麻仁治脾约证，乌梅治湿䘌证，按：当作“蛔厥证”。皆欲必达下部，故用小圆。其他皆欲入经络，逐邪毒，破坚癖，导瘀血、燥屎之类，须凭汤剂以涤除也。余见俗医用小圆药，以巴豆而下邪毒，致杀人者，不可胜数。盖巴豆止导食积，而不能去热毒；既下之后，脏气虚，而邪毒宛然犹在；更再以大黄、朴硝下之，鲜不致毙。按：此数句，稍有病。大抵下药欲其必中，必当一服

而止也，故不可不慎欤？《伤寒发微论》

柯韵伯曰：仲景下剂，只重在汤，故曰：医以丸药下之，非其治也。观陷胸、抵当二丸，仍用水制，是丸复其汤，重两许，连滓服，则势力更猛于汤散剂矣。当知仲景方以铢、两、分计者，非外感方按：此语不知何谓；丸以桐子大，服十丸者，不是治外感法。《伤寒论翼》

按：“可下篇”曰：凡可下者，用汤胜丸散。更考“太阳中篇”第百二、百三两条，则知凡欲下邪热者，虽大黄丸，犹在所忌，不啻巴豆小丸也。陈九韶《霉疮秘录》云：如伤寒禁用丸药，恐庸俗误用巴豆丸，若用大黄丸则宜矣。此说非是。又，吴又可论三承气曰：不耐汤药者，或呕或畏，当为细末，蜜丸汤下。盖是不得已之策也。又，蜜丸、煮丸之别，当考第九卷云。

温　　下

张石顽曰：三承气汤，为寒下之柔剂；白散、备急丸，为热下之刚剂；附子泻心汤、大黄附子汤，为寒热互结、刚柔并济之和剂，此鼎峙三法也。独怪近世但知寒下一途，绝不知有温下等法。盖暴感之热结可以寒下，若久积之寒结，亦可寒下乎？是以备急等法所由设也。然此仅可以治寒实之结，设其人禀质素虚，虽有实邪固结，敢用刚猛峻剂攻击之乎？故仲景又立附子泻心汤，用芩连佐大黄，以祛膈上之热痞，即兼附子之温以散之；大黄附子汤，用细辛佐附子，以攻胁下寒结，即兼大黄之寒导而下之。此圣法昭然，不可思议者也。奈何去圣久远，一闻此法，无论贤与不肖，莫不交相诋毁，遂至明哲束手，沉疴待毙，良可慨夫。《伤寒绪论》

按：石顽主张温下，其意甚善，然此说则犹未为尽。盖约下药为三法，固涉不伦，如温下一途，本疗寒实证，而其法有缓急之别。备急丸、走马汤，是急治之祖方也；桂枝加大黄汤、大黄附子汤，是缓治之祖方也。其药虽寒温并用，而其性味则融和以温利结寒，非为热寒互结也。桂枝加大黄汤，前注谓为兼表者，既辨于《伤寒论述义》中。大黄附子汤立方之趣，详论于第十卷中，并不赘。如附子泻心汤，是寒温各奏其功，非温利之谓也。此方，尤饲鹤《伤寒论贯珠集》所解甚核，亦录于《述义》中。更有巴豆丸子，以去陈积之剂。宋人方书，其方殊伙，而有验者不一。《汤液本草》“巴豆”条云：若急治，为水谷道路之剂；若缓治，为消坚磨积之剂。此言实是。如张戴人一概禁用巴豆者，非通论也。

虚秘不可峻利

初和甫曰：余历观古人用通药，率用降气等药，盖肺气不下降，则大肠不能传送，以杏仁、枳壳、诃子等药是也。又，老人、虚人、风人，津液少，大便秘，经云“涩者滑之”，故用胡麻、杏仁、麻子仁、阿胶之类是也。今人学不师古，妄意斟酌，每至大便秘燥，即以驶药音“史”荡涤之，既走津液气血，大便随手愈更秘涩，兼生他病。梶原性全《万安方》引《养生必用方》。○按：驶药，古或作“快药”，以为“驶药”者，盖误。

吴茭山曰：人病失血耗气之余，老人血少，多有秘结之患。人皆不知此，好用大黄、朴硝，重者牵牛、巴豆，随利随结。殊不知此辈皆血少，津液枯竭，肠胃干燥之人，宜用麻子、杏仁润滑之剂，肠润皆通，其病渐愈。若妄用大黄、巴豆之类，损其阴血，故病愈加矣。所以《局方》制麻仁丸，少用大黄，凡治老人风秘血少，肠胃燥结者，此也。《诸证辨疑》

按： 虚秘之治，要不过利气、润燥二途，初氏之说是也。又，蒋自了《医意商》叙下药云：外有临服加生蜜者，取其润泽；加铁锈水者，取其重坠；加槟榔汁者，取其推下，此皆下家之助者也。予遇一老人，大便苦结，结而下，下后复结，将已垂毙。其时攻下则元气难堪，润燥则力缓不应，偶以润燥汤中，加猪油一两同煎服，后竟愈。盖其肠胃干枯已极，故用油以润之，亦古法之未言及者也。考仲景猪膏发煎，本为润肠设；而孙真人亦云：凡大便不通，皆用滑腻之物及冷水，并通也。今蒋氏实祖其意者也。又，下法之类，更有导法，揭出于第九卷中。

卷第六

吐　法

三焦为决渎之官，升降冲气而不息者也。病在胸中，上焦气壅，必因其高而越之，所以去邪实而导正气也。况上脘之病，上而未下，务在速去，不涌而出之，则深入肠胃，播传诸经，可胜治哉？故若宿食有可吐者，未入于肠胃者也；痰疟有可吐者，停蓄于胸膈者也；食毒忤气可吐者，恐其邪久而滋甚也；肺痈、酒疸可吐者，为其胸满而心闷也。大抵胸中邪实，攻之不能散，达之不能通，必以酸苦之药涌之，故得胃气不伤而病易以愈。《圣济总录》

刘河间曰：仲景云：伤寒三四日，邪气未传于里，其邪气在上，用瓜蒂散吐而差。岂可俟其汗？又云：伤寒六七日，胸中微痞，不欲言，懊憹昏眩，无下证，仲景用栀子豉汤，吐之立可。按：以上不确，辨于后。又，忽然中风，不知人事，亦不须汗，喉中呷咂之声，用稀涎散吐之亦可。又有小儿惊风潮搐，手足掣缩，用验命散吐之。又云：风头痛，经云“若不吐涎，久则瞽目而不治”，用瓜蒂散吐之，三吐而差。又，暴嗽，风涎上壅，咽噎不利，用茶调散吐之。又，阳痫，久不愈，未成痴呆，用导涎散吐之。又，阴痫，用二圣散吐之。又，膏粱之人食物，多食生脍，胸中不下化，虫伏于胸中，胸膈不快，噎食不下，用藜芦散吐之。又，久病患胁痛，诸药莫能治，用独圣散加蝎梢半钱吐之。诸痫不时发作，不知人事，用半生半熟汤吐之。暗风病久不差，发过如故，用郁金散吐之。痎疟久不差，发寒热无时，用常山散吐之。蛟龙瘕痛，腹胀如虫，用球糖散吐之。人初患伤食或用冷，身腹闷乱，身热，见食则哕，用赤小豆散吐之。妇人筋挛骨痛，用神应散吐之。或曰：筋病，吐之何为？答曰：木郁达之，所谓达者，令其条达也。或又有打扑、坠堕，先吐之，用金花散；后下之，用承气汤。盖承者，顺也。偏枯证，半身不遂是也，用追风散吐之。须风后有目疾，眼有半明，可救之，用防风汤吐之。小儿上喘潮热，先用蔚金散吐之，后用镇庭散下之，立效。治癫狂病久不已，用三圣散吐之，后大下之。诸风掉摇强直，不知人事，便可悬豆膏，涎出立效。胸膈满闷，背痛或臂痛，可先用祛风汤吐之，后服乌药散。厉风，或疮疡、恶疮，便用二圣散吐之，后服苦参丸。诸厥，气厥、中风，不省人事，便用神圣散膏，鼻内灌之，吐出涎，立效。破伤风，牙关紧急，角弓反张，便与神圣散吐之，后汗之下之，效。三法俱用之。吐法者，上古高医用之。今庸下之流，止看诸方，不知治法，不识病源，即不行圣人之法，去圣远矣，可不恐欤？《保命集》

又曰：若用吐法，天气晴明，阴晦无用。如病卒暴者，不拘于此法。吐时，辰、巳、午前，故《内经》曰：平旦至日中，天之阳，阳中之阳也。论四时之气，仲景曰：大法春宜吐。是天气在上，人气亦在上。一日之气，卯、辰、寅候也，故宜早不宜夜也。先令病人隔夜不食，服药不吐，再用热齑水投之。大要辨其虚实，实则瓜蒂散，虚则栀子豉汤，满加厚朴，不可一概用之。吐罢，可服降火利气、安神定志之剂。同上

张戴人曰：夫吐者，人之所畏，且顺而下之，尚犹不乐，况逆而上之，不悦者多矣。然自胸以上，大满大实，病如胶粥，微丸微散皆儿戏也，非吐，病安能出？仲景之言曰：大法春宜吐。盖春时阳气在上，人气与邪气亦在上，故宜吐也。涌吐之药，或丸或散，中病则止，不必尽剂，过则伤人。然则四时有急吐者，不必直待春时也，但仲景言其大法耳。今人不得此法，遂废而不行。试以名方所记者略数之。如仲景《伤寒论》中，以葱根白豆豉汤，以吐头痛按：此方出《肘后方》，实系发汗，今为吐药者，可疑；栀子厚朴汤，以吐懊侬；瓜蒂散，以吐伤寒六七日，因下后腹满，无汗而喘者。按：此主证似伪。如此三方，岂有杀人者乎？何今议予好涌者多也？又如孙氏《千金方》“风论”中数方，往往皆效。近代《本事方》中稀涎散，治膈实中满，痰厥失音，牙关紧闭，如丧神守。《万全方》以郁金散，吐头痛眩运，头风恶心，沐浴风。近代《普济方》以吐风散、追风散，吐口噤不开，不省人事；以皂角散，吐涎潮。《总录》方中以常山散吐疟。《孙尚方》以三圣散吐发狂。《神验方》吐舌不正。《补亡篇》以远志去心，春分前服之，预吐瘟疫。此皆前人所用之药也，皆有效者，何今之议予好涌者多也？惟《养生必用方》言：如吐其涎，令人跛躄。《校正方》已引“风门”中碧霞丹为证，予不须辨也。按：《本事方》及《幼幼新书》引《刘氏家传》，亦并辨《必用方》之谬。又，《杂记九门》云：或言：人有病不可吐，人身骨节皆有涎，若吐出骨节间涎，令人偏枯。戴人曰：我之药，止是吐肠胃间食积，或膜肓间宿沫，皆是胃膈中溢出者，天下与一理也。但病有上下，故用药有逆顺耳。但《内

经》明言“高者越之”，然《名医录》中惟见太仓公、华元化、徐文伯能明律用之，自余无闻，乃知此法废之久矣。今予骤用于千载寂寥之后，宜其惊且骇也。惜乎黄帝、岐伯之书，伊挚、仲景之论，弃为闲物，纵有用者，指为山野无韵之人，岂不谬哉？予之用此吐法，非偶然也。曾见病之在上者，诸医尽其技而不效，余反思之，投以涌剂，少少用之，颇获征应。既久，乃广访多求，颇臻精妙，过则能止，少则能加，一吐之中，变态无穷，屡用屡验，以至不疑。故凡可吐令条达者，非徒木郁然，凡在上者皆宜吐之。且仲景之论，胸上诸实，郁而痛不能愈，使人按之及有涎唾，下痢十余行，其脉沉迟，寸口脉微滑者，此可吐之，吐之则止。仲景所谓“胸上诸实，按之及有涎唾”者，皆邪气在上也。《内经》曰：下利，脉迟而滑者，内实也；寸口脉微滑者，上实也，皆可吐之。王冰曰：上盛不已，吐而夺之。按：此引经，今无所考。仲景曰：宿食在上脘，当吐之。又如宿饮酒积在上脘者，亦当吐之；在中脘者，当下而去之。仲景曰：病人手足厥冷，两手脉乍结，以客气在胸中，心下满而烦，欲食不能食者，知病在胸中，当吐之。余尝用吐方，皆是仲景方中瓜蒂散，吐伤寒头痛；用葱根白豆豉汤，以吐杂病头痛；或单瓜蒂，名独圣，加茶末少许以吐痰饮食，加全蝎梢以吐两胁肋刺痛，濯濯水声者。《内经》所谓“湿在上，以苦吐之”者，其是谓欤？按：此语亦经所无。今人亦有窃予之法者，然终非口授，或中或否，或涌而不能出，或出而不能止。岂知上涌之法，名曰撩痰，“撩”之一字，自有擒纵卷舒。顷有一工，吐陈下一妇人，半月不止，涎至数斗，命悬须臾，仓皇失计，求予解之。予使煎麝香汤，下咽立止。或问：麝香何能止吐？予谓之曰：瓜苗闻麝香即死，吐者，瓜蒂也，所以立解。如藜芦吐者，不止，以葱白汤解之；以石药吐者，不止，以甘草、贯众解之；诸草木吐者，可以麝香解之。以本草考之，吐药之苦寒者，有豆豉、瓜蒂、茶末、栀子、黄连、苦参、大黄、黄芩；辛苦而寒者，有郁金、常山、藜芦；甘苦而寒者，有地黄汁；苦而温者，有木香、远志、厚朴；辛苦而温者，有薄荷、芫花；辛而温者，有谷菁草、葱根须；辛而寒者，有轻粉；辛甘而温者，有乌头附子尖；酸而寒者，有晋矾、绿矾、齑汁；酸而平者，有铜绿；甘酸而平者，有赤小豆；酸而温者，有饭浆；酸辛而寒者，有胆矾；酸而寒者，有青盐、白米饮；辛咸而温者，有皂角；甘咸而寒者，有沧盐；甘而寒者，有牙硝；甘而微温且寒者，有参芦头；甘平而热者，有蝎梢。凡此三十六味，惟常山、胆矾、瓜蒂有小毒，藜芦、芫花、轻粉、乌附尖有大毒，外二十六味皆吐药之无毒者，各对证擢而用之。此法宜先小服，不涌积，渐加之。余之撩痰者，以钗股、鸡羽探引，不出，以齑投之，投之不吐，再投之，且投且探，无不出者。按：《杂记九门》云：凡用吐药，先以齑汁一碗横截之，药既咽下，待少顷，其鸡翎勿令离口，酸苦咸虽能吐人，然不撩何由出也？吐至昏眩，慎勿惊疑。书曰：若药不瞑眩，厥疾弗瘳。如发头眩，可饮冰水立解。如无冰时，新汲水亦可。按：张叔承《医学六要》云：如头眩难忍，饮童便，或自便，或凉水一口，佳。强者可一吐而安，弱者可作三次吐之，庶无损也。吐之次日，有顿快者，有转甚者，盖引之而上未平也，俟数日当再涌之。如觉渴者，冰水、新水、瓜、梨、柿及凉物皆不禁，按：《杂记九门》云：戴人常言：涌后有顿快者，有徐快者；有反闷者，病未尽也；有反热者，不可不下也，大抵三日后无不快者。凡下不止者，以冰水解之。凡药热则行，寒则止矣。惟禁贪食过饱硬物干脯难化之物。心火既降，中脘冲和，阴道必强，大禁房劳、大忧悲思。病人既不自责，众议因而噪之，归罪于吐法，起谤其由此也。按：《杂记九门》云：病久否闭，忽得涌泄，气血冲和，心肾交媾，阳事必举，尤切戒房室，元气新至，犯之则病再作，恐罪于涌泄。故性行刚暴，好怒喜淫之人，不可吐；左右多嘈杂之言，不可吐；病人颇读医书，实非深解者，不可吐；主病者不能辨邪正之说，不可吐；病人无正性，妄言妄从，反复不定者，不可吐；病势巇危，老弱气衰者，不可吐；自吐不止，亡阳血虚者，不可吐；诸吐血、呕血、咯血、衄血、嗽血、崩血、失血者，皆不可吐，吐则转生他病，浸成不救，反起谤端。虽恳切求，慎勿强从，恐有一失，愈令后世不信此法，以小不善累大善也。必标本相得，彼此相信，真知此理，不听浮言，审明某经某络，某脏某腑，某气某血，某邪某病，决可吐者，然后吐之，是予之所望于后之君子也，庶几不使此道湮微，以新传新耳。《儒门事亲》

按：仲景之于吐，啻瓜蒂散一方。前人以栀子豉汤为吐剂者，谬矣。张隐庵、张令韶所辨甚当，录在先君子《伤寒论辑义》中。又，后卷“清法”下有论，当参。吐药莫优于瓜蒂，而所治在胃脘以上，以涌有形之实，其功效之伟，固与汗下相侔。然经中所举，不过寥寥数条，盖其相适之证，不似汗下之多也。《外台》引范汪，瓜蒂散方后曰：药力过时不吐，服汤一升，助药力也。吐出便可食，无复余毒。若服药过多者，益饮冷水解之。此戴人用冰之所本也。又，元人《经验良方》，苦丁香散，治风涎暴作，用甜瓜蒂一二钱，加轻粉一字，以水半合，同调匀，灌之，良久涎自出。如涎未出，噙砂糖一块下药，涎即出，不损人。又曰：凡吐能令人眼翻，吐时令闭双目；或不省人事，令人以手密掩之。吐药服法，当与末卷相参。张石顽《伤寒绪论》云：南人不可轻用涌吐，一吐尚可胜之，二吐便致昏困而厥；北方质实之人，三吐不昏也。石临初《伤寒五法》“附评”云：用吐法者，亦当相人之津液矣，并是理之所然也。又，古方更有用吐诸例，以其与经旨不叶，兹不繁引。《肘后方》《千金》及《翼》“痰饮门”中，载吐药数首，亦不具录。

又按：皇国八九十年前，越前有奥村南山者，甚巧吐法。其徒永富独啸著《吐方考》，荻野台州著《吐方编》，又有县某佚其名亦撰有书，皆阐扬南山之术，其可取者不鲜，今摘录于下。独啸曰：吐后气逆极多，用下气之方可也，或三黄汤，或承气汤。膈噎、劳瘵、鼓胀，吐之则促命期。张子和吐癫，余未见其可。初学不可吐妊娠、产后、吐血、咳血、霉毒、血崩、亡血、虚家，及年过六十者。吐后吐血者，直止其吐可也。吐衃血者，往往有之，虽吐可也；吐鲜血者，可大恐。瓜蒂，越福井产为可，他邦所出不中用，用之若五分，若一钱，二钱以上不可与。苦瓠穰，捻如大豆，若七粒，若十粒。寒乡无瓜蒂，则可代之。其形至小，研净无厌翳，为佳品。藜芦，舶上为可，尤多毒，用之若二分，若三分。常山，亦贵舶上，末用之，则若五分，若一钱。胸有蓄饮，外发诸证者，腹候坚实，则可大吐之。喘息初发及未发者，按其腹脉，知之腹气坚实，则吐之，后服泻心汤、小承气汤之类数十日，灸数千壮。五十以里，偏枯，痰涎满胸者，可吐。腹软者，决不可与。月事积年不下，心下痞硬，及淋疾、浊证，心下痞硬，俱诸药不验者，吐之后，再与套剂。反胃诸呕，尤可吐。口吐大便者，吐之后，服附子泻心、生姜泻心、半夏泻心之类数日。痿躄初发及欲发者，按其心下痞，则吐之，后论所宜服药。凡服吐方，既吐之时，直视搐搦者，直可止其吐。台州曰：瓜蒂者，涌剂之圣者也。诸涌证轻重，瓜蒂十领八九，他药居其二。至如常山涌疟，盐汤涌干霍，杜蘅涌瘀血，藜芦涌风痱之类，较之瓜蒂，力之强弱，味之厚薄，不啻霄壤，然各有相对也。涌诸宿疴，当待邪之安静，气象如平人，而后下药。若方其炽盛，不惟无益，恐生他变。《内经》曰“其盛，可待其衰而已”，是之谓也。其法，先涌时一夜，与食温粥，令满意餍饫，安卧于闲室，以诘旦日出，先四下帱幌，勿使风寒透，室中设炭火两盆，要使和气氤氲，暑热不须设火，而令病者服药，静息安卧二食顷。慎勿令转侧，转侧便辄吐。顷之觉心中愦闷懊侬将吐，宜强忍勿吐。若早涌出，则无益于疾。乃方其欲已不能已，迫其咽门，使病者蹲坐，一人向前支额，一人从后拥而紧按心下，病者自以鹅翎若指刺摘喉中，即得快吐，则复令偃卧定息，顷寻更吐。若欲吐不吐者，有与砂糖法，今不用之，但令微摇其体，频与沸汤，令其强饮，则复更吐。且吐且饮，大抵一朝涌五六回，乃觉心中洒然，是为药力尽也，于是却汤勿与。夫涌剂，随涌性力稍衰，得热则相激更盛，犹芳兰得酒再馨也。涌毕，安卧至日晡所，乃与冷粥一杯，以和胃气，而后随证与药，除其余孽，则宿疴悉去矣。或有法如此而不出者，病重剂轻故也，投齑叶温汤一小合，乘其微闷，连进沸汤则必吐。吐而不快者，更下小半之剂，未尝不快吐也。或有涌微邪未尽者，俟后数日若一月，更涌如前法。凡下涌剂三五回，未尝不快复者。老弱虚家减其半，间日涌一二回，邪尽为度，止后服。如卒病轻证，则从其缓急，须斟酌焉。其人当涌而涌，则虽令屡大涌之，亦无害也，破其坚垒而止耳。或有涌之不出，反闷乱者，复更下小半之剂，扶持如法则吐。若仍弗吐者，令人舁之，伏卧于冷室高处，倒垂其头，以指刺喉，斯须乃吐。或有涌之不出，反大下通者，亦颇除郁。倘有余邪，再用小半，以擿必吐。吐痰用四物瓜蒂散方，瓜蒂一钱二分、赤小豆一钱二分、人参五分、甘草五分，各别捣罗为末，分为三。用其二，曰大半；用其一，曰小半。其大半，用齑叶一钱、豆豉五分，以水三合二勺，煮取二合六勺，以一合三勺搅，乘热顿服。其小半，调齑豉一合三勺之汤，顿服。按：此方本是《千金》撩膈散。奥村氏云：老少不胜瓜蒂者，代以一物杜蘅散，每旦涌之，邪尽为度。今用《肘后方》中杜蘅等三味者，为佳。以上台州。原文更列举主证，今不录。县某曰：凡欲行吐者，当以脐下有力为的。服药后，端坐霎时，乃覆被而伏，但不许熟眠，眠则失吐故也。凡当吐时，欲上圊者，必要沉静，倘匆忙举动，则必运倒矣。凡服药后，仅吐清水一两次，然下利甚者，亦为毒去之候，勿必强吐而愈。凡病实至甚者，及上冲甚者，及胸下硬满倍常者，试微吐之，察其适否，而后作服。凡吐后不要用药，以吐尽病故也。大率以苓、夏利水为主，其与下剂，不过一日，此为法。既吐，明日犹恶心者，大黄甘草汤或佳。吐后间有腹痛者，多当脐痛，至明日，炒盐，布裹熨之，效。即日用熨，必激药气，反益其苦矣。凡服药不吐者，法当间二日而再吐。倘即日连用，则后先相合，涌物太过。凡吐后禁舟行。凡霉毒家勿吐之，有害。

禁吐诸证

诸四逆者，不可吐之。凡诸虚羸者，不可吐之。凡新产者，不可吐之。凡脚气上冲心者，不宜吐之。凡病者恶寒而不欲近衣，不可吐之。《医心方》引《医门方》

庞安常曰：虚家当吐，而不敢吐之，宜以枳实散压气毒痰水，过日毒入胃，乃可微下之也。诸四逆，脉微弱虚细或弦迟，虽中满闷，不可吐，宜橘皮汤、枳实散之耳。不可吐而强吐之，气筑心即死矣。《伤寒总病论》〇按：橘皮汤，即仲景橘皮竹茹汤。枳实散，枳实，细末，米饮调二钱，日可三四服。

张叔承曰：尺中脉微弱，两寸不滑，胸膈不闷，不可吐。脾胃素虚，面色萎黄，右寸大而无力，不可吐。中气虚而痞胀，不能运化，不可认为实，误吐，祸不旋踵。《医学六要》

卷第七

补法大旨

夫人之血气，与天地周流，不能无盈虚也。有盈虚矣，不能无损益也。治疗之宜，损者益之，不足者补之，随其缓急而已。是故有平补，有峻补，或益其气，或益其精，或益其血脉，或壮其筋骨，以至益髭发驻颜色，其治不一，要之随宜，适无过不及之患，斯为善矣。《圣济总录》

张景岳曰：补方之制，补其虚也。凡气虚者，宜补其上，人参、黄芪之属是也；精虚者，宜补其下，熟地、枸杞之属是也；阳虚者，宜补而兼暖，桂、附、干姜之属是也；阴虚者，宜补而兼清，门冬、芍药、生地之属是也。此固阴阳之治辨也。其有气因精而虚者，自当补精以化气；精因气而虚者，自当补气以生精。又有阳失阴而离者，不补阴何以收散亡之气？水失火而败者，不补火何以苏垂寂之阴？此又阴阳相济之妙用也。故善补阳者，必于阴中求阳，则阳得阴助，而生化无穷；善补阴者，必于阳中求阴，则阴得阳升，而泉源不竭。余故曰：以精气分阴阳，则阴阳不可离；以寒热分阴阳，则阴阳不可混。此又阴阳邪正之离合也。故凡阳虚多寒者，宜补以甘温，而清润之品非所宜；阴虚多热者，宜补以甘凉，而辛燥之类不可用。知宜知避，则不惟用补，而八方之制皆可得而贯通矣。《景岳全书》

又曰：用补之法，则脏有阴阳，药有宜否，宜阳者必先于气，宜阴者必先乎精。阳以人参为主，而芪、术、升、柴之类可佐之；阴以熟地为主，而茱萸、山药、归、杞之类可佐之。然人参随熟地，则直入三阴；熟地随芪、术，亦上归阳分。但用药当如盘珠，勿若刻舟求剑。《类经》

程普明曰：补者，补其虚也。经曰：不能治其虚，安问其余？又曰：邪之所凑，其气必虚。又曰：精气夺则虚。又曰：虚者补之。补之为义，大矣哉。然有当补不补误人者，有不当补而补误人者；亦有当补而不分气血，不辨寒热，不识开阖，不知缓急，不分五脏，不明根本，不深求调摄之方，以误人者，是不可不讲也。何谓当补不补？夫虚者损之渐，损者虚之积也，初时不觉，久则病成。假如阳虚不补，则气日消；阴虚不补，则血日耗。消且耗焉，则天真营卫之气渐绝，而亏损成矣，虽欲补之，将何及矣？又有大虚之证，内实不足，外似有余，脉浮大而涩，面赤火炎，身浮头眩，烦躁不宁，此为出汗晕脱之机。更有精神浮散，彻夜不寐者，其祸尤速，法当养营、归脾辈加敛药，以收摄元阳，俾浮散之气退藏于密，庶几可救。复有阴虚火亢，气逆上冲，不得眠者，法当滋水以制之，切忌苦寒泻火之药，反伤真气。若误清之，去生远矣。古人有言：至虚有盛候。反泻含冤者，此也，此当补不补之误也。然亦有不当补而补者，何也？病有脉实证实，不能任补者，固无论矣。即其人本体素虚，而客邪初至，病势方张，若骤补之，未免闭门留寇。更有大实之证，积热在中，脉反细涩，神昏体倦，甚至憎寒振栗，欲著覆衣，酷肖虚寒之象，而其人必有唇焦口燥、便闭溺赤诸证，与真虚者相隔天渊，倘不明辨精切，误投补剂，陋矣。古人有言：大实有羸状。误补益疾者，此也，此不当补而补之之误也。然亦有当补而补之，不分气血，不辨寒热者，何也？经曰：气主煦之，血主濡之。气用四君子汤，凡一切补气药，皆从此出也；血用四物汤，凡一切补血药，皆从此出也。然而少火者，生气之原；丹田者，出气之原。补气而不补火者，非也。不思少火生气，而壮火即食气。譬如伤暑之人，四肢无力，湿热成痿，不能举动者，火伤气也。人知补火可以益气，而不知清火亦所以益气，补则同而寒热不同也。又如血热之证，宜补血行血以清之；血寒之证，宜温经养血以和之。立斋治法，血热而吐者，谓之阳乘阴，热迫血而妄行也，治用四生丸、六味汤；血寒而吐者，谓之阴乘阳，如天寒地冻，水凝成冰也，治用理中汤加当归。医家常须识此，勿令误也。更有去血过多，成升斗者，无分寒热，皆当补益，所谓血脱者益其气，乃阳生阴长之至理。盖有形之血不能速去，无形之气所当急固，以无形生有形，先天造化，本如是耳。此气血寒热之分也。然又有补之而不识开阖，不知缓急者，何也？天地之理，有阖必有开。用药之机，有补必有泻，如补中汤用参、芪，必用陈皮以开之；六味汤用熟地，即用泽泻以导之。古人用药，补正必兼泻邪，邪去则补自得力。又况虚中挟邪，正当开其一面，戢我人民，攻彼贼寇，或纵或擒，有收有放，庶几贼退民安，而国本坚固。更须酌其邪正之强弱而用药，多寡得宜，方为合法。是以古方中，有补散并行者，参苏饮、益气汤是也；有消补并行者，枳术丸、理中丸是也；有攻补并行者，泻心汤、消石丸是也；有温补并行者，治中汤、参附汤是也；有清补并行者，参连饮、人参白虎汤是也。更有当峻补者，有当缓补者，有当平补者。如极虚之人，垂危之病，非大剂汤液不能挽回。予尝用参附煎膏，日服数两，而救阳微将脱之证；又尝用参麦煎膏，服至数两，而收津液将枯之证；亦有无力服参，而以芪、术代之者，随时处治，往往有功。至于病邪未尽，元气虽虚，不任重补，则从容和缓以补之，相其机宜，循序渐进，脉证相安，渐为减药，谷肉果菜，食养尽之，以抵于平康。其有体质素虚，别无大寒大热之证，欲服丸散以葆真元者，则用平和之药，调理气血，不敢妄使偏僻之方，久而争胜，反有伤也。此开阖缓急之意也。然又有补之而不分五脏者，何也？夫五脏有正补之法，有相生而补之之法。《难经》曰：损其肺者，益其气；损其心者；和其营卫；损其脾者，调其饮食，适其寒温；损其肝者，缓其中；损其肾者，益其精。此正补也。又如肺虚者补脾，土生金也；脾虚者补命门，火生土也；心虚者补肝，木生火也；肝虚者补肾，水生木也；肾虚者补肺，金生水也。此相生而补之也，而予更有根本之说焉。胚胎始兆，形骸未成，先生两肾，肾者，先天之根本也。囝地一声，一事未知，先求乳食，是脾者，后天之根本也。然而先天之中，有水有火，水曰真阴，火曰真阳。名之曰真，则非气非血，而为气血之母。生身生命，全赖乎此，周子曰“无极之真，二五之精，妙合而凝，寂然不动，感而遂通，随吾神以为往来”者，此也。古人深知此理，用六味滋水，八味补火，十补斑龙，水火兼济，法非不善矣。然而以假补真，必其真者未曾尽丧，庶几有效。若先天祖气荡然无存，虽有灵芝，亦难续命，而况庶草乎？至于后天根本，尤当培养，不可忽视。经曰：安谷则昌，绝谷则危。又云：粥药入胃，则虚者活。古人诊脉必曰胃气，制方则曰补中，又曰归脾、健脾者，良有以也。夫饮食入胃，分布五脏，灌溉周身，如兵家之粮饷，民间之烟火，一有不继，兵民离散矣。然而因饿致病者固多，而因伤致病者亦复不少。过嗜肥甘则痰生，过嗜醇酿则饮积，瓜果、乳酥，湿从病受，发为肿满、泻利。五味偏啖，久而增气，皆令夭殃，可不慎哉？是知脾肾两脏，皆为根本，不可偏废。古人或谓补脾不如补肾者，以命门之火可生脾土也；或谓补肾不如补脾者，以饮食之精自能下注于肾也。须知脾弱而肾不虚者，则补脾为亟；肾弱而脾不虚者，则补肾为先；若脾肾两虚，则并补之。药既补矣，更加摄养有方，斯为善道。谚有之曰：药补不如食补。我则曰：食补不如精补，精补不如神补。节饮食，惜精神，用药得宜，病有不痊焉者寡矣。《医学心悟》

按：“阴阳应象大论”云：形不足者，温之以气；精不足者，补之以味。此补法之大要也。张戴人《儒门事亲》以气味为食补，然本篇以药之气味辨阴阳，则此为药补明矣。朱丹溪《格致余论》曰：精不足者，补之以味，何不言气补？曰：味，阴也；气，阳也。补精以阴，求其本也，故补之以味。若甘草、白术、地黄、泽泻、五味子、天门冬之类，皆味之厚者也。经曰“虚者补之”，正此意也。上文谓“形不足者，温之以气”，夫为劳倦所伤，气之虚，故不足。温者，养也，温存以养，使气自充，气完则形完矣，故言温不言补。经曰“劳者温之”，正此意也。此说为得经旨矣。盖所谓形者，形气也；精者，精血也。形气无质，故非气厚之品，不能以升发元阳，和煦周身；精血有形，故非味厚之品，不能以濡养真阴，渗灌腑脏。补阳补阴，实无出于此矣。《难经》之治损，云“益其气”，云“调其营卫”，云“缓其中”，即温之以气也；云“益其精”，即补之以味也。仲景之治虚劳，其自中土乏弱者，小建中汤，以养其胃而化气生津，是补阳之法也；其自下焦衰惫者，肾气丸，以滋其肾而培元填精，是补阴之法也。由是观之，则用补之理，先圣、后圣，其揆一也。盖经之言补者，不一而足。张戴人急于立言，以为《内经》止有三法，无第四法，要不免偏枯之论也。

又按：补脾补肾之辨，程氏为得。然脾肾两虚者，补脾为急，犹是血脱益气之意。“邪气脏腑病形篇”云：诸小者，阴阳形气俱不足，勿取以针，而调以甘药也。杨上善注云：阴阳既竭，形气又微，用针必死，宜以甘味之药，调其脾气，脾胃气和，即四脏可生也。此可以征焉。“终始篇”“九针论”亦有甘药文。更考诸家，《褚氏遗书》云：补羸女，先养血壮脾；补弱男，则壮脾节色。张子刚《鸡峰普济方》曰：孙兆云：补肾不如补脾。脾胃既壮，则能饮食；饮食既进，能旺营卫；营卫既旺，滋养骨骸，保益精血。许学士《本事方续集》云：凡下部肾经虚者，不必补之，至妙之法有二，一则但补脾护胃，使进饮食而全谷气，令生气血。王德肤《易简方》云：五脏皆取气于胃，所谓精气、血气，皆由谷气而生。若用地黄等，未见其生血，谷气已先有所损矣。孙兆谓“补肾不如补脾”，正谓是也。并是宗补脾者也。严子礼《济生方》云：古人云“补肾不如补脾”，余谓“补脾不若补肾”，肾气若壮，丹田火经上蒸，脾土温和，中焦自治，膈开能食矣。张景岳《类经》云：夫胃为五脏六腑之海，而关则在肾。关之为义，操北门锁钥之柄，凡一身元气消长，约束攸赖。故许知可云“补脾不如补肾”者，谓救本之道，莫先乎此也，诚万古不易之良法。按：景岳引许氏，盖出误忆也。并是宗补肾者也。

又按：“至真要大论”云：补上治上制以缓，补下治下制以急，急则气味厚，缓则气味薄。王启玄注云：治上补上，方迅急，则上不住而迫下；治下补下，方缓慢，则滋道路而力又微。制急方而气味薄，则力与缓等；制缓方而气味厚，则势与急同。又，危达斋《得效方》约补法为三等，云：峻补者，乌、附、天雄、姜、桂之属不可无；润补者，鹿茸、当归、苁蓉之类安可缺？清补，则天门冬、麦门冬、人参、地黄之类宜用也。又，张戴人《儒门事亲》曰：论补者，盖有六法，平补，峻补，温补，寒补，筋力之补，房室之补。以人参、黄芪之类为平补，以附子、硫黄之类为峻补，以豆蔻、官桂之类为温补，以天门冬、五加皮之类为寒补，以巴戟、苁蓉之类为筋力之补，以石燕、海马、起石、丹砂之类为房室之补。此六者，近来之所谓补者也。此说本系驳辨补法，然亦可备考，仍录之。

又按：陈若虚《外科正宗》云：受补者，自无痰火内毒之相杂；不受补者，乃有阴火湿热之兼攻。又谓：补而应药者多生，虚而不受补者不治。此说实足通百病，不止痈疽也。

参附功用

孙台石曰：谨按《神农本经》，人参，味甘，气微寒，无毒，主补五脏，安精神，定魂魄，止惊悸，除邪气，明目开心益智。附子，味辛甘，气大热，有大毒，主风寒咳逆邪气，温中，破坚积聚血瘕，寒湿踒躄，拘挛膝痛，不能行步。入补剂宜熟，温散寒气宜生。人参补脏腑元气，附子益脏腑真阳，火衰阳弱，非此不能回生。如久病气血虚惫，一切虚损，人参可用；如命门火熄，中气日损，一切虚寒，附子可用。先哲用补剂，必加附子数分，以壮参、芪之功力，追覆散失之元阳。参附之助，岂小补哉？凡有尪羸虚冷之象，亟宜用矣。倘有如疟邪未散之类，医家常执“正气足而邪自避”之语，专用补法，犹如闭门逐盗，盗从何出？且邪得补而愈盛，反助其邪，为害匪细，此所谓“损不足而益有余”。如肺热还伤肺，参亦不可概用。近医遇富贵人，辄虑其虚，不问病人虚实，一例从补，亦致失误，此与当用不用者等于亡羊，皆由不能洞瞩病情故耳。《简明医彀》

赵羽皇曰：万病莫如虚证最难治，经云：不能治其虚，安问其余？盖虚之为言，空也，无也。家国空虚，非惠养元元，锱铢积累，必不能奠安邦本，家道丰亨。病之虚者，亦犹是也。故治虚之要，温补为先；温补之功，参附为首。盖参者，参也，与元气为参赞者也。体弱用此，恍若阴霾见晛，寒谷回春，生机勃勃欲露，是真起死之灵苗，回生之仙草也。故不时气虚宜用，即血虚亦宜用；内伤宜用，即外感亦宜用。烦渴由乎火邪，得人参而阴精自长；肿胀由乎气壅，仗参力而痞闷全消。以至食不欲入，食反胀，或反胃噎膈，泄利亡阴，洒淅恶寒，多汗漏风等证，无不赖人参之大力，作元气之藩篱。而不知者，妄谓肺热伤肺，参能作饱，尤属骇异。不知肺金之冤热，非人参不能救援；脾虚之满中，非参术何由健运？种种功勋，难以枚举，昔贤嘉其功魁群草，信不诬耳。至附子一味，有斩关之能，夺旗之勇。虞搏谓其能引补气药，行十二经，以追散失之元阳；引补血药入血分，以滋养不足之真阴；引发散药开腠理，以驱逐在表之风寒；引温药达下焦，以驱除在里之冷湿。其用亦宏矣哉。人止知手足厥冷，下利完谷，一切阴虚等候而用之，此系正治，人所易晓。然其最妙处，反能以热攻热，故胃阳发露而为口烂舌糜，肾阳发露而为面赤吐红，入于滋阴、补气药中，顷刻神清热退，谓其能反本回阳也，谓其能壮火益土也。世人甘用寒凉，畏投温剂，一用参附，即妄加诋毁，亦知秋冬之气非所以生万物者乎？若乃强阳已极，房术用以兴阳；外感伏阳阳厥，用之狂越，譬之服毒自刃，此自作之孽，岂参附之罪耶？《古今名医汇粹》

卢绍庵曰：附子之性，走而不守。人参、黄芪、当归、白术等补剂，性味甘缓，佐以附子，借其雄壮之势，通行经络。《一万社草》

按：参附功用，约而言之，人参补阳为主，故病不问寒热，其虚甚者，皆得相适；附子散寒为主，故病不论虚实，其寒盛者，皆得的对。世有偏补之徒，遇稍虚证，则过用参芪，补住邪气；或遽与附子，以致哄燥，为害不细，可不戒乎？如吴又可、徐洄溪辈，论人参利害不一，其言殆属过激，仍不繁引。

又按：孙、赵二家，一则云肺热不可概用，一则云肺热非人参不能救。盖肺热证，有风邪犯肺，留著不散，切嫌温补者；有内伤叶干，因为虚燥，必须润补者。乃孙说似长矣。李濒湖《本草纲目》、王三阳《伤寒纲目》亦有详论，并宜并考。

平　补

形不足者，温之以气。气为阳，天之所以食人者也。精不足者，补之以味。味为阴，地之所以食人者也。人受天地之中以生，阴阳不可偏胜。有偏胜，斯有不足，于是有补养之法，然必适平而止，不可太过，过则复为有余，亦非中道也。常人之情，知补养为益，而不知阴阳欲其平均。故言补者，必专以金石、灸爇为务，名曰补之，适以燥之也，是岂知补虚扶羸之道哉？夫男子肾虚，水不足也，凡补虚多以燥药，是不知肾恶燥也；女子阴虚，血不足也，凡补虚多以阳剂，是不知阳胜而阴愈亏也。况补上欲其缓，补下欲其急。五脏之虚羸，其补必于母。非通乎天地阴阳消息盈虚之道者，未易说此。《圣济总录》

程若水曰：大抵人之虚，多是阴虚火动，脾胃衰弱。真阴者，水也；脾胃者，土也。土虽喜燥，然太燥则草木枯槁；水虽喜润，然太润则草木湿烂。是以补脾胃、补肾之药，务在润燥得宜，随病加减。《医彀》

黄锦芳曰：精不足，而以厚味投补，是亏已在于精，而补不当用以平剂矣；气不足，而以轻清投补，是亏已在于气，而补亦不当用以平剂矣。惟于补气而于血有损，补血而于气有窒，补上而于下有碍，补下而于上有亏，其症似虚非虚，似实非实，则不得不择甘润和平之剂以进。《本草求真》

按：王启玄《元和纪用经》曰：南阳真人张仲景，戒人妄服燥烈之药，谓：药势偏有所助，胜克流变，则百病生焉。按：仲景语，《千金》所引少异。又曰：人若妄服燥烈药，乃悯苗不长而揠之者也。又，张子刚《鸡峰普济方》论燥热之害曰：肌肉之虚，犹如体之虚轻，如马勃、通草、蒲梢、灯心之属是也，非滋润黏腻之物以养之不能实也，故前古方中鹿角胶、阿胶、牛乳、鹿髓、羊肉、饴糖、酥酪、杏仁、煎酒、蜜、人参、当归、地黄、门冬之类者，盖出此意云云。《证治要诀》辨治劳法云：独用热药者，犹釜中无水而进火也；过用冷药者，犹釜下无火而添水也。俱笃论也。又，俞守约《续医说》曰：常熟徐氏病中气不足，延王时勉治，脉曰：此证宜补剂，当用参芪，譬如筑基造屋，不可以时日计其成绪，须服药百裹，乃可望愈云云。盖是用平补之法已。前卷“缓急”条，当参。

峻　补

阴阳之气，本自和平，过则生患。峻补之药，施于仓卒，缘阳气暴衰，真气暴脱，或伤寒阴证诸疾，急于救疗者，不可缓也。盖人之禀受有限，嗜欲太过，疾病横生，固当助阳气以扶衰弱，则峻补诸方，经所谓“补下治下

制以急，急则气味厚”者，此之谓也。《圣济总录》

冯楚瞻曰：虚之甚者，补之甚；虚之轻者，补之轻；虚而欲脱者，补而还须接。所以有“补接”二字，书未讲明，盖脱势一来，时时可脱，今用大补之剂挽回收摄，若药性少过，药力一缓，脱势便来，故峻补之剂必须接续，日夜勿间断也，俟元气渐生于中，药饵方可少缓于外。虚病受得浅者，根本壮盛者，少年血气未衰者，还元必快；衰败者，还元自迟，必须补足，不可中止，工夫一到，诸候霍然。《锦囊秘录》

按：陈若虚《外科正宗》云：凡大疮，每日脓出一碗，用参必至三钱，以此为则。况本病出脓，日有三碗，用参二钱，谓之大损小补，岂不归死？又，外科乃破漏之病，最能走泄真气，如损补两不相敌，无以抵当，往往至于不救者多矣。盖亦不啻外科，凡欲施峻补，当须识此意矣。

补气补血

李东垣曰：肺主诸气，气旺则精自生，形自盛，血气以平，故曰“阳生则阴长”，此之谓也。血不自生，须得生阳气之药，血自旺矣，是阳主生也。若阴虚单补血，血无由而生，无阳故也。仲景以人参为补血药，其以此欤？乃补气、补血之大略也。《医学发明》○按：《兰室秘藏》“益胃升阳汤”条，文异而意同，其云仲景以人参为补血药者，岂据四逆加人参汤证欤？

李念莪曰：补气用参、芪，气主煦之也；补血须归、地，血主濡之也。然久病积虚，虽阴血衰涸，但以参、芪、术、草为主者，经所谓“无阳则阴无以生”，是以气药有生血之功，血药无益气之理。夫气药甘温，法天地春生之令而发育万物，况阳气充，则脾土受培，转输健运，由是食入于胃，变化精微，不特洒陈于六腑而气至，抑且和调于五脏而血生，故曰气药有生血之功也。血药冷润，法天地秋肃之令而凋落万物，且黏滞滋润之性，在上则泥膈而减食，在下则滑肠而易泄，故曰血药无益气之理也。每见俗医疗虚热之证，或同知、柏、芩、连而投之，脾土受伤，上呕下泄，至死不悟，幽潜沉冤，悔何及矣。《本草通玄》

冯楚瞻曰：血少者养血，归、地、芍药之类是也；气虚者益气，参、芪、苓、术之类是也；真阴亏者补真阴，地、茱、麦冬之类是也；真阳损者补真阳，桂、附之类是也。如饥者与食，渴者与水，无不响应得宜。其血脱补气者，虽谓阳旺能生阴血，究竟因当脱势危迫，而补血难期速效，故不得

已为从权救急之方。苟非命在须臾，还须对证调补。《锦囊秘录》

按：朱丹溪曰：如气病补血，虽不中病，亦无害也；血病补气，则血愈虚散，散则气血俱虚，是谓诛罚无过也。出刘宗厚《医经小学》。王节斋《明医杂著》，专宗丹溪，主张补阴，其说甚属乖谬。虞恒德《医学正传》及俞守约辈，则一据东垣，极辨节斋之非，殆为确核。恒德曰：惟真阴虚者，将为劳极，参芪固不可用，恐其不能抵当而反益病耳，非血虚者之所忌也。此为阴虚火亢不受补者而言耳。守约曰：凡人血病则当用血药，若气虚血弱，又当从气虚，以人参补之。可谓片言居要矣。又，聂久吾《活幼心法》晰气血盈亏消长之理，曰：予每治便血之虚滑者，妇人产后去血过多而大发热者，妇人血虚崩漏而下血不止者，俱用参、芪、姜、附为主，而佐以血药与升提药，皆获奇效，安在血病不可补气乎？此说亦佳。《汪石山医案》附“营卫论”，极回护丹溪，然犹辨气虚补血之弊。

补要阴阳相济

火来坎户，水到离扃，阴阳相应，方乃和平。阴不足，则济之以水母；阳不足，则助之以火精。阴阳济等，各有攀陵。《中藏经》

王安道曰：经曰：谓寒之而热者，取之阴；热之而寒者，取之阳，所谓求其属也。属也者，其枢要之所存乎？斯旨也，王太仆知之，故曰：益火之原，以消阴翳；壮水之主，以制阳光。又曰：取心者，不必齐以热；取肾者，不必齐以寒。但益心之阳，寒亦通行；强肾之阴，热之犹可。吁，混乎千言万语之间，殆犹和璧之在璞也。其宝久湮，岂过焉者石之而弗凿乎？余僭得而推衍之，夫偏寒、偏热之病，其免者，固千百之一二；而积热、沉寒，亦恐未至于数见也。然而数见者，得非粗工不知求属之道，不能防微杜渐，遂致滋蔓难图，以成之欤？夫寒之而热者，徒知以寒治热，而不知热之不衰者，由乎真水之不足也；热之而寒者，徒知以热治寒，而不知寒之不衰者，由乎真火之不足也。不知真水火不足，泛以寒热药治之，非惟脏腑习熟，药反见化于其病，而有者弗去，无者弗至矣。故取之阴，所以益肾水之不足，而使其制夫心火之有余；取之阳，所以益心火之不足，而使其胜夫肾水之有余也。其指水火也。属，犹主也，谓心肾也。求其属者，言水火不足，而求之于心肾也。火之原者，阳气之根，即心是也；水之主者，阴气之根，即肾是也。非谓火为心而原为肝，水为肾而主为肺也。寒亦益心，热亦强肾，此

太仆达至理于规矩准绳之外，而非迂士曲生之可以跂[1]及矣。《医经溯洄集》

按：《医垒元戎》易老曰：益火之源以消阴翳，则便溺有节，乌、附之类是也；壮水之主以镇阳光，则渴饮不思，蛤、蛎之类是也。《医学正传》亦举启玄语云：夫真水衰极之候，切不可服乌、附等补阳之药，恐反助火邪而烁真阴；元阳虚甚之躯，亦不可投芎、芩等辛散淡渗之剂，恐反开腠理而泄真气。两说并似失启玄之意焉。又，《医学心悟》有说，见次卷“清法”内，宜参。

补不宜凉药

张景岳曰：虚实之治，大抵实能受寒，虚能受热。所以补必兼温，泻必兼凉者，盖凉为秋气，阴主杀也，万物逢之，便无生长，欲补元气，故非所宜。凉且不利于补，寒者益可知矣。即有火盛气虚，宜补以凉者，亦不过因火暂用，火去即止，终非治虚之法也。又或有以苦寒之物，谓其能补阴者，则《内经》有曰：形不足者，温之以气；精不足者，补之以味。夫气味之相宜于人，不谓之曰补可也。未闻以味苦气劣而不相宜于人者，亦可谓之补也。虽《内经》有曰水位之主，其泻以咸，其补以苦等论，然此特以五行岁气之味，据理而言耳。矧其又云：麦、羊肉、杏、薤皆苦之类。是则苦而补者也，岂若大黄、黄柏之类，气味苦劣，若此而谓之能补，无是理也。尝闻之王应震曰：一点真阳寄坎宫，固根须用味甘温，甘温有益寒无补，堪笑庸医错用功。此一言蔽之也，不可不察。《全书》

俞守约曰：黄柏、知母，世人谓其补肾，非也。特以肾家火旺，两尺脉盛者，用其泻火，则肾亦坚固，而无梦遗之患，岂诚有补肾之功哉？故肾家无火，而两尺微弱，或右尺独旺者，皆不宜用。黄柏、知母能降十二经之火，《内经》所谓“强肾之阴，热之犹可”者，正以其泻肾之火，则肾令方行，而热亦不作矣。但凡肾家有热，两尺脉旺，而成诸疾，或眼疼，或喉痹之类，皆宜用之。《脾胃论》云：黄柏、知母不可久服，恐阴气为害故也。东垣岂欺我哉？《续医说》

按：李濒湖《本草纲目》“黄连”“檗木”二条，亦谓此意，宜相参。盖洁古以知母、黄柏为补肾，丹溪倡“阳有余，阴不足”之说，自来学者往

---

① 跂（qǐ 起）：通“企”。《荀子 · 劝学》：“吾尝跂而望矣，不如登高之博见也。”

往偏于滋阴，如王节斋为弊最甚。前辈有辩驳者，有回护者，其说颇长，兹不繁录。

禁补诸证

病有不可补者，一曰疟疾，二曰狂疾，三曰水气，四曰脚气。此四疾治得稍愈，切不可服暖药以峻补之。如平平补药，亦须于本病上有益乃可。《医说》引《医余》

按：此说极是。但虚疟或用补中益气汤，然见效绝少。水气有阴阳，阴水宜用温药，严子礼《济生方》论之。又，方仁声《泊宅编》云：凡病惟发背、脚气无补法。发背，非药毒，即饮食毒。脚气乃风毒，风毒在内，不可不攻，故先当泻之。然发背固有内托治法，脚气，则孙真人曰“皆由气实”，故不得大补，亦不得大泻。此言信然，方说并叵从矣。

又按：钱仲阳《小儿直诀》云：热证，疏利或解化后，无虚证，勿温补，热必随生。此确言也。杨仁斋《活人总括》、陶节庵《伤寒六书》并演论之，并录于《伤寒广要》中。至李无阂《伤寒十劝》则曰：伤寒必须直攻毒气，不可补益。又，许洪《和剂指南》曰：伤寒后调理者，伤寒本无补法，不可用大温药补之，若补甚则再发热，但可用微温药调理。盖阴证调理，亦宜温补，固不待论。但世或有阳证瘥后，过虑其虚，以补招害者。二家之说殆似为其发，而张景岳《全书》、喻西昌《寓意草》极口诋诘，未免矫枉过直也。又，虞恒德《医学正传》曰：丹溪曰“诸痛不可用参芪”，此指气实者言；诸属虚证，身体疼痛者，可不用参芪等补气药乎？学者毋执一。

卷第八

清　　法

程普明曰：伤寒在表者可汗，在里者可下，其在半表半里者，惟有和之一法焉，仲景用小柴胡汤加减是已。然有当和不和误人者，有不当和而和以误人者；有当和而和，而不知寒热之多寡，禀赋之虚实，脏腑之燥湿，邪气之兼并，以误人者，是不可不辨也。夫病当耳聋胁痛，寒热往来之际，应用柴胡汤和解之。而或以麻黄、桂枝发表，误矣；或以大黄、芒硝攻里，则尤误矣；又或因其胸满胁痛而吐之，则亦误矣。盖病在少阳，有三禁焉，汗吐下是也。且非惟汗吐下有所当禁，即舍此三法，而妄用他药，均无益而反有害。古人有言，少阳胆为清净之府，无出入之路，只有和解一法。柴胡一方，最为切当，何其所见明确而立法精微，亦至此乎？此所谓当和而和者也。然亦有不当和而和者，如病邪在表，未入少阳，误用柴胡，谓之引贼入门，轻则为疟，重则传入心胞，渐变神昏不语之候。按：此不必然。亦有邪已入里，燥渴、谵语，诸证丛集，而医有仅以柴胡汤治之，则病不解。至于内伤劳倦，内伤饮食，气虚血虚，痈肿瘀血诸证，皆令寒热往来，似疟非疟，均非柴胡汤所能去者。若不辨明证候，切实用药，而借此平稳之法，巧为藏拙，误人匪浅。所谓不当和而和者，此也。然亦有当和而和，而不知寒热之多寡者，何也？夫伤寒之邪，在表为寒，在里为热，在半表半里则为寒热交界之所。然有偏于表者则寒多，偏于里者则热多，而用药须与之相称，庶阴阳和平，而邪气顿解。否则寒多而益其寒，热多而助其热，药既不平，病益增剧，此非不和也，和之而不得寒热多寡之宜者也。然又有当和而和，而不知禀质之虚实者，何也？夫客邪在表，譬如贼甫入门，岂敢遽登吾堂而入吾室？必窥其堂奥空虚，乃乘隙而进。是以小柴胡用人参者，所以补正气，使正气旺，则邪无所容，自然得汗而解，盖由是门入，复由是门出也。亦有表邪失汗，腠理致密，贼无出路，由此而传入少阳，热气渐盛，此不关本气之虚，故有不用人参而和解自愈者。是知病有虚实，法有变通，不可误也。然又有当和而和，而不知脏腑之燥湿者，何也？如病在少阳，而口不渴，大便如常，是津液未伤，清润之药不宜太过，而半夏、生姜皆可用也。若口大渴，大便渐结，是邪气将入于阴，津液渐少，则辛燥之药可除，而花粉、瓜蒌有必用矣。按：此系柴胡、白虎合方所宜，非花粉、瓜蒌轻淡之品所能治也。所谓脏腑有燥湿之不同者，此也。然又有当和而和，而不知邪之兼并者，何也？假如邪在少阳，而太阳、阳明证未罢，按：此用"热论"之义。是少阳兼表邪也，小柴胡中须加表药，仲景有柴胡加桂枝之例矣。又如邪在少阳，而兼里热，则便闭、谵语、燥渴之证生，小柴胡中须兼里药，仲景有柴胡加芒硝之例矣。按：此遗大柴胡者何？又，三阳合病，阖目则汗，面垢、谵语、遗尿者，用白虎汤和解之。盖三阳合病，必连胃腑，故以辛凉之药，内清本腑，外彻肌肤，令三经之邪一同解散，是又专以清剂为和矣。所谓邪有兼并者，此也。由是推之，有清而和者，有温而和者，有消而和者，有补而和者，有燥而和者，有润而和者，有兼表而和者，有兼攻而和者，和之义则一，而和之法变化无穷焉。知斯意者，则温热之治，瘟疫之方，时行痎疟，皆从此推广之，不难应手而愈矣。世人漫曰和解，而不能尽其和之法，将有增气助邪，而益其争，坚其病者，和云乎哉？《医学心悟》

按： 成聊摄以小柴胡目为和解，稍失仲景之旨，而后世沿袭，不知其非，然如普明论，其大旨固无所妨也。详"和解"二字见"桂枝汤"条，而"小承气""调胃承气"条并有"和"字，然则诸剂中皆有和，不可专属柴胡，但柴胡较之三法则和缓，故聊摄遂为其说乎？《本草经》曰：柴胡，味苦平。《名医》曰：微寒无毒。知是清凉中之和者，其性启达郁阳，能清不表不里之热，故又能凉血热，杨仁斋《活人总括》论柴胡治血热，既录在《伤寒广要》。又能和肝气，又配之补药能治虚热，其用甚博，不可枚举。然钱天来《伤寒溯源集》曰：虽后人之补中益气汤及逍遥散之类，其升发清阳、开解郁结之义，亦皆不离小柴胡之旨也。此言确矣。但世或有安其平稳，滥用误人者，亦是仁斋所论，而程郊倩《伤寒后条辨》及《医宗金鉴》并有其戒，不可不审也。仁斋说，亦录《广要》中；程氏、《金鉴》，载在《伤寒论辑义》，仍不赘。

又按： 吴又可以为温疫邪初犯募原，宜用达原饮，方中槟榔、厚朴、草果三味，协力直达其巢穴，使邪气溃败，速离募原云云。考又可本从疟论立见，而此方亦胚胎于疗疟清脾诸汤。今质之视听，在京师则盛称其有验，如东都则用之少效，盖地气之使然也。然募原即半表半里之位，而其得病实为少阳，乃是柴胡所主，岂须他求乎？如三消饮证，亦系大柴胡所宜，而其方泛杂，尤觉无谓矣。又可务急立言，故制此诸方，而以柴胡仅为余热之治，庶几学者勿拘执焉。

又曰：清者，清其热也。脏腑有热则清之，经云“热者寒之”是已。然有当清不清误人者，有不当清而清误人者；有当清而清之，不分内伤、外感，以误人者；有当清而清之，不量其人，不量其证，以误人者，是不可不察也。夫六淫之邪，除中寒、寒湿外，皆不免于病热。热气熏蒸，或见于口舌唇齿之间，或见于口渴便溺之际。灼知其热而不清，则斑黄、狂乱、厥逆、吐衄，诸证丛生，不一而足，此当清不清之误也。然又有不当清而清者，何也？有如劳力辛苦之人，中气大虚，发热倦怠，心烦溺赤，名曰虚火。盖春生之令不行，无阳以护其营卫，与外感热证相隔霄壤。又有阴虚劳瘵之证，日晡潮热，与夫产后血虚发热烦躁，证象白虎，误服白虎者难救。更有命门火衰，浮阳上泛，有似于火者。又有阴盛隔阳，假热之证，其人面赤狂燥，欲坐卧泥水中，或数日不大便，或舌黑而润，或脉反洪大，峥峥然鼓击于指下，按之豁然而空者，或口渴欲得冷饮而不能下，或因下元虚冷，频饮热汤以自救。世俗不识，误投凉药，下咽即危矣。此不当清而清之误也。然又有清之而不分内伤、外感者，何也？盖风寒闭火，则散而清之，经云“火郁发之”是也；暑热伤气，则补而清之，东垣清暑益气汤是也；湿热之火，则或散，或渗，或下而清之，“开鬼门，清净府，除陈莝”是也；燥热之火，则润而清之，通大便也；伤食积热，则消而清之，食去火自平也。惟夫伤寒传入胃腑，热势如蒸，自汗口渴，饮冷而能消水者，借非白虎汤之类，鲜克有济也。更有阳盛拒阴之证，清药不入，到口随吐，则以姜汁些少为引，或姜制黄连反佐以取之，所谓“寒因热用”是也。此外感实火之清法也。若夫七情气结，喜、怒、忧、思、悲、恐、惊互相感触，火从内发，丹溪治以越鞠丸，开六郁也；立斋主以逍遥散，调肝气也，意以一方治木郁而诸郁皆解也。然经云：怒则气上，喜则气缓，悲则气消，恐则气下，惊则气乱，思则气结。逍遥一方，以之治气上、气结者固为相宜，而于气缓、气消、气乱、气下之证，恐犹未合，盖气虚者必补其气，血虚者必滋其血，气旺血充而七情之火攸焉以平。至若真阴不足而火上炎者，壮水之主以镇阳光；真阳不足而火上炎者，引火归原以导龙入海。此内伤虚火之治法也。或者曰：病因于火，而以热药治之，何也？不知外感之火，邪火也，人火也，有形之火，后天之火也，得水则灭，故可以水折；内伤之火，虚火也，龙雷之火也，无形之火，先天之火也，得水则炎，故不可以水折。譬如龙得水而愈奋飞，雷因雨而益震动，阴蒙沉晦之气，光焰烛天，必俟云收日出，而龙雷各归其宅耳。是以虚火可补而不可泻也。其有专用参芪，而不用八味者，因其穴宅无寒也；其有专用六味，而不用桂附者，因其穴宅无水也。补则同，而引之者稍不同耳。盖外感之火以凉为清，内伤之火以补为清也。然又有清之而不量其人者，何也？夫以壮实之人而患实热之证，清之稍重，尚为无碍；若本体素虚，脏腑本寒，饮食素少，肠胃虚滑，或产后、病后、房室之后，即有热证，亦宜少少用之，宁可不足，不使有余。或余热未清，即以轻药代之，庶几病去人安。倘清剂过多，则疗热未已而寒生焉。此清之贵量其人也。然又有清之不量其证者，何也？夫以大热之证，而清剂太微，则病不除；微热之证，而清剂太过，则寒证即至。但不及犹可再清，太过则将医药矣。且凡病清之而不去者，犹有法焉，壮水是也。王太仆云：大热而甚，寒之不寒，是无水也，当滋其肾。肾水者，天真之水也。取我天真之水，以制外邪，何邪不服，何热不除？而又何必沾沾于寒凉，以滋罪戾乎？由是观之，外感之火尚当滋水以制之，而内伤者更可知矣。大抵清火之药不可久恃，必归本于滋阴。滋阴之法，又不能开胃扶脾以恢复元气，则参、苓、芪、术亦当酌量而用。非曰清后必补，但元气无亏者，可以不补；元气有亏，必须补之，俟其饮食渐进，精神爽慧，然后止药可也。此清之贵量其证也。总而言之，有外感之火，有内伤之火，外感为实，内伤为虚，来路不同，治法迥别，宁曰"热者寒之"，遂足以毕医家之能事也乎？同上

按：清凉之治，为热气散漫，非汗下所对者而设。《外台秘要》引崔氏曰：若秘而错语者，宜服承气汤；通利而错语者，宜服四味黄连除热汤。按：即黄连解毒汤。危达斋《得效方》曰：至于诸热为治，有泛热，有实热。泛热者，荆芥、薄荷、栀子、黄芩等投之，正其所宜；实热者，非大黄、芒硝则不能效。二家之说，其义可见矣。又，罗谦甫《卫生宝鉴》"泻热门"分为六类，曰上焦热凉膈散、龙脑鸡苏丸、洗心散、中焦热调胃承气汤、泻脾散、贯众散、下焦热大承气汤、三才封髓丹、滋肾丸、气分热柴胡饮子、白虎汤、血分热桃仁承气汤、清凉四顺饮子、通治三焦甚热之气三黄丸、黄连解毒汤，此未为至当矣。今审考之，伤寒清法，大端有三，曰柴胡，曰白虎，曰栀豉是也。柴胡清少阳之热既论于前，白虎清阳明之热，中无燥屎者，栀豉清上焦之热，而黄连解毒汤为其变方，在今则彼为便。盖白虎治热邪陷胃，焦灼津液者；解毒治热郁心膈或烁筋髓

者。二方所主，其位不同，苟错用之，必令热气缠绵不解。如柴胡与解毒，则其证情机殆无大异矣。大抵白虎证，舌燥至裂，反无苔，渴欲冷水，脉洪滑，大汗出；解毒证，舌燥黑苔，不渴，脉弦数，汗不出，或上部仅出。杂病清法，其等不一，丹砂、牛黄之清心，栀子、龙胆之清肝，桑白、地骨之清肺，生地、犀角之于血热，鳖甲、胡连之于骨热，菊花、薄荷之于上热，茵陈之于发黄，香薷之于中暑之类，皆各有相适，须熟察而精处焉。

又按：《外台秘要》崔氏引阮河南曰：疗天行，凡除热解毒，无过苦酸之物，故多用苦参、青葙、艾按：《千金》此有栀子、葶苈、苦酒、乌梅之属，此其要也。夫热盛，非苦酸之物则不能愈。热在身中，既不时治，治之又不用苦酢之药，如救火不以水，必不可得脱免也。《千金翼方》曰：尝见太医疗伤寒，惟大青、知母等诸冷物，极与仲景本意相反，汤药虽行，百无一效。此二说相反，均有所偏矣。又，杨仁斋《直指方》"积热论"曰：凡热皆出于心，热甚则能伤血。热出于心，洗心散所不可阙；热能伤血，四顺清凉饮又不可无。程若水《医彀》演之曰：退热之法，全在清心，必用麦门冬、灯草、白术、茯苓。盖心者，一身之主宰而万事之本根，万令从心，心不清则妄动，而热不退。然热甚能伤血，血滞则气郁，而热愈不退。退热之法，所以又在调血，法用川芎、当归。若夫阳浮于外，则当敛而降之，法用参苓白术散，姜枣煎服。仁斋又曰：退热用凉药，不可十分尽，或余热些少未去，不足关心，自然无事，否则热去则寒起，古人戒之。一方，多用川芎、茯苓、甘草，少用白术，粗末，水煎，病后和胃，收敛浮阳，屡试得效。二家之言，亦非通论，姑录备考。

又按：十剂中有湿剂，李濒湖《本草纲目》改作"润剂"，曰：风热燥甚，则血液枯涸而为燥病，上燥则渴，下燥则结，筋燥则强，皮燥则揭，肉燥则裂，骨燥则枯，肺燥则痿，肾燥则消。凡麻仁、阿胶膏润之属皆润剂也，养血则当归、地黄之属，生津则麦门冬、栝楼根之属，益精则苁蓉、枸杞之属。盖病属燥者，原其源委，非虚则热前人或论秋燥证，拙著《察病通义》辨之，故润剂亦不过于补、清二法中错综为剂，故今不别揭。

温　法

程普明曰：温者，温其中也。脏受寒侵，必须温剂，经云"寒者热之"是已。然有当温不温误人者，即有不当温而温以误人者，有当温而温之不得其法以误人者；有当温而温之，不量其人，不量其证与其时，以误人者，是不可不审也。天地杀厉之气，莫甚于伤寒，其自表而入者，初时即行温散，则病自除；若不自表入，而直中阴经者，名曰中寒按：直中阴证即表寒，此言殊不了，其证恶寒厥冷、口鼻气冷，或冷汗自出、呕吐泻利，或腹中急痛、厥逆无脉、下利清谷，种种寒证并见，法当温之。又或寒湿侵淫，四肢拘急，发为痛痹，亦宜温散。此当温而温者也。然又有不当温而温者，何也？如伤寒，热邪传里，口燥咽干、便闭、谵语，以及斑、黄、狂乱、衄、吐、便血诸证，其不可温，固无论矣。若乃病热已深，厥逆渐进，舌则干枯，反不知渴，又或挟热下利，神昏气弱，或脉来涩滞，反不应指，色似烟熏，形如槁木，近之无声，望之似脱，甚至血液衰耗，筋脉拘挛，但唇口齿舌干燥，而不可解者，此为真热假寒之候。世俗未明亢害承制之理，误投热剂，下咽即败矣。更有郁热内蓄，身反恶寒；湿热胀满，皮肤反冷；中暑烦心，脉虚自汗；燥气焚金，痿软无力者，皆不可温。又有阴虚，脉细数，阳乘阴而吐血者，亦不可温，温之则为逆候。此所谓不当温而温者也。然又有当温而温之不得其法者，何也？假如冬令伤寒，则温而散之；冬令伤风，则温而解之；寒痰壅闭，则温而开之；冷食所伤，则温而散之；至若中寒暴痛，大便反硬，温药不止者，则以热剂下之。时当暑月，而纳凉饮冷，暴受寒侵者，亦当温之；体虚挟寒者，温而补之；寒客中焦，理中汤温之；寒客下焦，四逆汤温之。按：以四逆为下焦治，非是。又有阴盛格阳于外，温药不效者，则以白通汤加人尿、猪胆汁反佐以取之，经云"热因寒用"是已。按：此非反治，《辑义》有辨。复有真虚挟寒，命门火衰者，必须补其真阳。太仆有言：大寒而盛，热之不热，是无火也，当补其心。此"心"字指命门而言，《仙经》所谓"七节之旁，中有小心"是也。按："心"字指命门，失太仆之意。又，《仙经》，当改作《内经》。书曰"益心之阳，寒亦通行；滋肾之阴，热之犹可"是也。然而医家有温热之温，有温存之温。参、芪、归、术，和平之性，温存之温也，春日煦煦是也；附子、姜、桂，辛辣之性，温热之温也，夏日烈烈是也。和煦之日，人人可近；燥烈之日，非积雪凝寒、开冰解冻不可近也。更有表里皆寒之证，始用温药，里寒顿除，表邪未散，复传经络，以致始为寒中，而其后转变为热中者，容或有之。藉非斟酌时宜，对证投剂，是先以温药救之者，继以温药贼之矣。亦有三阴直中，初无表邪按：直中阴证，必初有表邪，而温剂太过，遂令寒退热生，初终异辙，是不可以不谨。所谓温之贵得其法者，此也。然又有温之不量其人者，何也？夫以气虚无火之人，阳气素微，一旦客寒乘之，则温剂宜重，且多服亦可无伤；若其人平素火旺，不喜辛温，或曾有阴虚失血之证，不能用温者，即中新寒，温药不宜太过，病退则止，不必尽剂，斯为克当其人矣。若论其证，寒之重者，微热不除；寒之轻者，过热则亢。且温之与补，有相兼者，有不必相兼者。虚而且寒，则兼用之；若寒而不虚，即专以温药主之。丹溪云：客寒暴痛，兼有积寒者，可用桂、附，不可遽用人参。盖温即是补。予遵其法，先用姜、桂温之，审其果虚，然后以参、术辅之，是以屡用屡验，无有差忒。此温之贵量其证也。若论其时，盛夏之月，温剂宜轻；时值隆冬，温剂宜重。然亦有时当盛暑，而得虚寒极重之证，曾用参、附煎膏而治愈者，此舍时从证法也。譬如霜降以后，禁用白虎，然亦有阳明证，蒸热自汗，谵语烦躁，口渴饮冷者，虽当雨雪飘摇之际，亦曾用白虎治之而痊安，但不宜太过耳。此温之贵量其时，而清剂可类推已。迩时医者，群尚温补，痛戒寒凉，且曰：阳为君子，阴为小人。又曰：阳明君子，苟有过，人必知之。诚以知之而即为补救，犹可言也，不思药以疗病，及转而疗药，则病必增剧，而成危险之候。又况桂枝下咽，阳盛则殆；承气入胃，阴盛以败。安危之机，祸如反掌，每多救援弗及之处。仁者鉴化，顾不痛欤？吾愿医者精思审处，晰理不差于毫厘，用药悉归于中正，俾偏阴、偏阳之药无往不底于中和，斯为善治，噫，可不勉哉？《医学心悟》

张景岳曰：凡用热之法，如干姜能温中，亦能散表，呕恶无汗者宜之；肉桂能行血，善达四肢，血滞多痛者宜之；吴茱萸善暖下焦按：此句不稳，腹痛泄泻者极妙；肉豆蔻可温脾肾，飧泄滑利者最奇；胡椒温胃和中，其类近于荜茇；丁香止呕利气，其暖过于豆仁；补骨脂性降而善闭，故能纳气定喘，止带浊泄泻；制附子性行如酒，故无处不到，能救急回阳。按：仲景回阳方中必用生附。至若半夏、南星、细辛、乌药、良姜、香附、木香、茴香、仙茅、巴戟之属，皆性温之当辨者。然用热之法，尚有其要。以散兼温者，散寒邪也；以行兼温者，行寒滞也；以补兼温者，补虚寒也。第多汗者忌姜，姜能散也；按：此说泥失血者忌桂，桂动血也；气短、气怯者忌故纸，故纸降气也。大凡气香者皆不利于气虚证，味辛者多不利于见血证，所当慎也。是用热之概也。《景岳全书》

按：药之过热者必燥，如乌头之散寒湿，轻粉之除霉毒，皆是已。又，朱丹溪《局方发挥》辨燥热之弊云：盖以热药治寒病，苟无寒药为之向导佐使，则病拒药而捍格不入，谓之远热者行之以寒也。此概论耳。

消　法

程普明曰：消者，去其壅也。脏腑、筋络、肌肉之间，本无此物，而忽有之，必为消散，乃得其平，经云“坚者削之”是已。然有当消不消误人者，有不当消而消误人者；有当消而消之，不得其法，以误人者；有消之而不分部分，以误人者；有消之而不辨夫积聚之原有气血、积食、停痰、蓄水、痈脓、虫蛊、劳瘵，与夫痃癖、癥瘕、七疝、胞痹、肠覃、石瘕，以及前后二阴诸疾，以误人者，是不可不审也。凡人起居有常，饮食有节，和平恬淡，气血周流，谷神安畅，病安从来？惟夫一有不慎，则六淫外侵，七情内动，饮食停滞，邪日留止，则诸证生焉。法当及时消导，俾其速散气行，则愈耳。倘迁延日久，积气盘踞坚牢，日渐强大，有欲拔不能之势，虽有智者，亦难为力，此当消不消之过也。然亦有不当消而消者，何也？假如气虚中满，名之曰鼓。腹皮膨急，中空无物，取其形如鼓之状，而因以名之。此为败证，必须填实，庶乎可消。与蛊证之为虫为血，内实而有物者，大相径庭。按：此说蛊证，与古义异。又如脾虚水肿，土衰不能制水也，非补土不可；真阳大亏，火衰不能生土者，非温暖命门不可。又有脾虚食不消者，气虚不能运化而生痰者，肾虚水泛为痰者，血枯而经水断绝者，皆非消导所可行，而或妄用之，误人多矣。所谓不当消而消者，此也。然又有当消而消之不得其法者，何也？夫积聚癥瘕之证，有初、中、末之三法焉。当其邪气初客，所积未坚，则先消之，而后和之；及其所积日久，气郁渐深，湿热相生，块因渐大，法从中治，当祛湿热之邪，削之软之，以底于平；但邪气久客，正气必虚，须以补泻叠相为用，如薛立斋用归脾汤送下芦荟丸，予亦尝用五味异功散佐以和中丸，皆攻补并行，中治之道也。若夫块消及半，便从末治，不使攻击，但补其气，调其血，导达其经脉，俾营卫流通，而块自消矣。凡攻病之药，皆损气血，不可过也。此消之之法也。然又有消之而不明部分者，何也？心、肝、脾、肺、肾分布五方，胃、大肠、小肠、膀胱、三焦、胆与膻中皆附丽有常所，而皮毛、肌肉、筋骨各有浅深，凡用汤、丸、膏、散，必须按其部分，而君臣佐使，驾驭有方，使不得移，则病处当之，不至诛伐无过矣。此医门第一义也，而于消法为尤要。不明乎此，而妄行克削，则病未消而元气已消，其害可胜言哉？况乎积聚之原，有气血、食积、停痰、蓄水、痈脓、虫蛊、痨瘵，与夫痃癖、癥瘕、七疝、胞痹、肠覃、石瘕，以及前后二阴诸疾，各各不同，若不明辨，为害匪轻。予因约略而指数之。夫积者，成于五脏，推之不移者也；聚者，成于六腑，推之则移者也；其忽聚忽散者，气也；痛有定处而不散者，血也；得食则痛，嗳腐吞酸者，食积也；腹有块，按之而软者，痰也；先足肿，后及腹者，水也；先腹满，后及四肢者，胀也；痛引两胁，咳而吐涎者，停饮也；咳而胸痛，吐脓腥臭者，肺痈也；当胃而痛，呕而吐脓者，胃脘痈也；当脐而痛，小便如淋，转侧作水声者，肠痈也；憎寒壮热，饮食如常，身有痛偏著一处者，外痈也；病人嗜食甘甜或异物，饥时则痛，唇之上下有白斑点者，虫也。虫有九，湿热所生，而为蛇为鳖，则血之所成也，胡以知为蛇鳖。腹中如有物动，而痛不可忍，吃血故也。按：前人或有是说，要属胡谈。又，岭南之地，以蛊害人，施于饮食；他方之蛊，多因近池饮冷，阴受蛇虮之毒也。病人咳嗽痰红，抑抑不乐，畏见人，喉痒而咳剧者，痨瘵生虫也。按：此似以杀虫属消法，然彼自一法，程氏不免牵凑。痃如弓弦，筋病也；癖则隐癖附骨之病也。癥则有块可征，积之类也；瘕者，或有或无，痞气之类也。少腹如汤沃，小便涩者，胞痹也；痛引睾丸，疝也。女人经水自行，而腹块渐大如怀子者，肠覃也；经水不行，而腹块渐大，并非妊者，石瘕也。有妊无妊，可于脉之滑涩辨之也。至于湿热下坠，则为阴菌、阴蚀、阴挺、下脱、阴茎肿烂之类；而虚火内烁庚金，则为痔漏，为悬痈，为脏毒。种种见证，不一而足，务在明辨证候，按法而消之也。按：湿热下坠诸证，岂特消法所治乎？医者以一“消”字视为泛常，而不知其变化曲折较他法为尤难，则奈何不详稽博考，以尽济时之仁术也耶？《医学心悟》

按：消之为义广矣。凡病实于里者，攻而去之，此正治也；其兼虚，则补而行之，此奇治也。然更有虚实相半，攻有所过，补有所壅者，于是有消法之设焉。其类有四：曰磨积，曰化食，曰豁痰，曰利水是也。盖此四法，除利水外，其药应病愈，不似吐下之有形迹，如内消然，故名之为消焉。而又或与攻配用，或与补并行，各有所适，要均中治之道也。硇砂、槟榔之于气积，干漆、鳖甲之于血积，芦荟、芜荑之于疳积之类，是磨积之例也。停食有旧新之别，旧食则阿魏、红圆之类，新食则曲蘖、平胃之类，更和萝卜之于伤面，山楂之于伤肉之类，所伤既异，则其药亦殊，是化食之例也。痰涎有冷有热，冷痰之治，以小青龙为祖；热痰之治，以小陷胸为源，是豁痰之例也。水饮内蓄，其在中焦者，为渴，为呕，为下利，为心腹痛，证候多端，大抵苓、术、半、吴为之主药；其在下焦者，虚冷则温而导之，如肾气丸；湿热则清而泄之，如八正散是已。水饮外溢者，必为胕肿，轻则徒事淡渗，重则从其虚实而施剂。严子礼所谓阴水宜温暖之剂，如实脾散复元丹；阳水宜清平之药，如疏凿饮子、鸭头圆者是已。是利水之例也。消之不一如此，讵可不为审辨乎？程氏所论，犹失粗略，姑存之已。

又按： 戴复庵《证治要诀》曰：治淋之法，除的然虚冷之外，其余诸证，若用本题药不效，便宜施以调气之剂，盖津道之逆顺，皆一气之通塞为之也云云。如不效，但宜投以益血之方，盖小便者，血之余也，血苟充满，则滋腴下润，自然流通。又，易思兰《医案》，治气郁，二便秘，曰：气郁不行，则升降失职，是以下窍秘结，二便不顺，“吸门不开，幽门不通”，正此谓也。辟如注水之器，闭其上窍，则下窍不通，水安从出？乃不治上部而专治下部，攻之愈急，则元气愈陷，二便何由而利耶？按：《续医说》“读易悟治法”条，其意稍近，宜参。又，张景岳《类经》曰：二便之治，小便尤难，但知“气化则能出矣”之意，则大肠之血燥者不在硝黄，而膀胱之气闭者又岂在五苓之类？斯三说，欲用消导之际，所宜留意也，仍附之。

又按： 十剂中有通剂、滑剂、燥剂，俱是消法已。又，近时李一亭著《医纲提要》，立医学大纲一十六字法门，而其“燥湿门”分为润燥、利湿，盖利湿亦消法也。

涩法　镇法

张戴人曰：所谓涩剂者，寝汗不禁，涩以麻黄根、防己；滑泄不已，涩以豆蔻、枯白矾、木贼、乌鱼骨、罂粟壳。凡酸味亦同乎涩者，收敛之意也。喘嗽上奔，以齑汁、乌梅煎宁肺者，皆酸涩剂也。然此数种，当先论其本，以攻去其邪，不可执一以涩便为万全也。《事亲》

李濒湖曰：脱者，气脱也，血脱也，精脱也，神脱也。脱则散而不收，故用酸涩温平之药，以敛其耗散。汗出亡阳，精滑不禁，泄痢不止，大便不固，小便自遗，久嗽亡津，皆气脱也；下血不已，崩中暴下，诸大亡血，皆血脱也。牡蛎、龙骨、海螵蛸、五倍子、五味子、乌梅、榴皮、诃黎勒、罂粟壳、莲房、棕灰、赤石脂、麻黄根之类，皆涩药也。气脱兼以气药，血脱兼以血药，及兼气药。气者，血之帅也。脱阳者见鬼，脱阴者目盲，此神脱也，非涩药所能收也。《本草纲目》

张景岳曰：固方之制，固其泄也。如久嗽为喘，而气泄于上者，宜固其肺；久遗成淋，而精脱于下者，宜固其肾。小水不禁者，宜固其膀胱；大便不禁者，宜固其肠脏。汗泄不止者，宜固其皮毛；血泄不止者，宜固其营卫。凡因寒而泄者，当固之以热；因热而泄者，当固之以寒。总之，在上者，在表者，皆宜固气，气主在肺也；在下者，在里者，皆宜固精，精主在肾也。然虚者可固，实者不可固；久者可固，暴者不可固。当固不固，则沧海亦将竭；不当固而固，则闭门延寇也。二者俱当详酌之。《景岳全书》

按：仲景之于涩，啻赤石脂禹余粮汤、桃花汤二方而已。盖人身气血本贵流通，故有些邪壅，轻用兜住，则正邪俱被堵塞，坐为变证；且极虚极脱，自非温补不能收摄，是以涩法仅为一处专脱者设，要为不得已之策，乃仲景之所以少用也。程若水《医彀》曰：治病之法，先去病，然后可用收涩。如浣衣然，先去垢腻，然后可加粉饰也。所以粟壳、龙骨之药，不可轻用。此说不稳，但末句可取。

张戴人曰：所谓重剂者，镇缒之谓也，其药则朱砂、水银、沉香、水石、黄丹之伦，以其体重故也。久病咳嗽，涎潮于上，咽喉不利，形羸，不可峻攻，以此缒之，故《内经》曰“重者因而减之”，贵其渐也。《事亲》○按：经言重者，是病重之义，非指重缒。

李濒湖曰：重剂凡四，有惊则气乱，而魂气飞扬，如丧神守者；有怒则气逆，而肝火激烈，病狂善怒者，并雄黄、铁粉，以平其肝。有神不守舍，而多惊健忘，迷惑不宁者，宜朱砂、紫石英之类，以镇其心。有恐则气下，精志失守，而畏如人将捕者，宜磁石、沉香之类，以安其肾。大抵重剂压浮火而坠痰涎，不独治怯也。故诸风掉眩及惊痫痰喘之病，吐逆不止及反胃之病，皆浮火痰涎为害，俱宜重剂以坠之。《本草纲目》

按：心神失守，龙骨、牡蛎以收固之；诸逆上冲，朱砂、铁粉以坠压之。然则镇法亦涩法之类也。“至真要大论”曰：高者抑之。又曰：惊者平之。并重缒之谓矣。盖脚气上入及奔豚、疝气之类，亦重缒所宜，如养正丹、黑锡丹，其效最著。郑端友《全婴方论》载交泰丹，治小儿因吐泻之后，变成慢惊，累服热药，上热下冷，涎鸣气粗，服药虽多，止在膈上，不入中下。此意殆足通他病矣。其方用黑铅、硫黄、铁液粉等十二味虽然，金石之药宜暂用，而不可久用。王中阳《养生主论》称：镇坠久服，则阳亢阴消，果为下虚。濒湖于“铅丹”条云：性带阴毒，不可多服，恐伤心胃。俱可为鉴矣。

杀　虫

吴鹤皋曰：古方杀虫，如雷丸、贯众、干漆、蜡尘、百部、铅灰，皆其所常用也。有加附子、干姜者，壮正气也；加苦参、黄连者，虫得苦而安也；加乌梅、诃子者，虫得酸而软也；加藜芦、瓜蒂者，欲其带虫而吐也；加芫花、黑丑者，欲其带虫而下也；用雄黄、川椒、蛇床、樟脑、水银、槟榔者，治疥疮之虫也；用胡桐泪、莨菪子、韭子、蟾酥者，治龋齿之虫也；用川槿皮、海桐皮者，治风癣之虫也；用青葙子、覆盆菜者，治九虫蜃蚀之虫也；用败鼓心、桃符板、虎粪骨、死人枕、獭爪、鹳骨者，驱瘵虫也。《医方考》

按：此说不醇，姑录存之。盖蛔之为物，与四气、七情本无关涉，自是一种病由，故其方药亦有出于诸法之外者。汪讱庵别设一类，良有以也。考之经旨，甘草粉蜜汤，安蛔之治也；乌梅丸为厥阴正方，而杀虫之治也。胃之寒热皆足动蛔，而其偏寒者必兼温中，其偏热者必兼清中，或兼转刷，前人之法备矣。如近今所用鹧鸪菜，殆杀虫圣药也。又，张景岳《全书》曰：逐治之法，旋逐旋生，终非善策。欲杜其源，必须温养脾胃，脾胃气强，虫自不生矣。然蛔病有呕痛危剧，亟须驱逐者，景岳之言岂善后之策欤？

又按：张戴人《儒门事亲》曰：夫虫之所生，必于脾胃深处；药之所过，在于中流。虫闻药气，而避之群著，安得取之？予之法，先令饥甚，次以槟榔、雷丸为引子，别下虫药，大下十数行，可以搐而空。滁上张子政用此法，下虫数百相衔，长丈余。盖此术本于《外台》疗食症、发症方，而言颇有理，学者宜试用焉。

卷第九

诸剂概略

治内者，自内以达外，汤、醴、丸、散、丹之类，见于服饮者是也；治外者，由外以通内，膏、熨、蒸、浴、粉之类，藉于气达者是也。夫汤液主治，本乎腠理，凡涤除邪气者，于汤为宜。伤寒之治，多先于用汤者如此。醪醴主治，本乎血脉，凡导引痹郁者，于酒为宜。风痹之治，多专于渍酒者如此。散者，取其渐渍而散解，其治在中。久病痼疾，剂多以散者，理如此也。丸者，取其收摄，而其治在下。腹中之病，及不可散服者，宜用丸也。至于成丹，则火力烹养，有一阳在中之义，金石之类多取焉。膏，取其膏润，以祛邪毒。凡皮肤蕴蓄之气，膏能消之，又能摩之也。熨，资火气以舒寒结。凡筋肉挛急、顽痹不仁，熨能通之也。蒸，言其气之熏，以发腠理，烧地为之，所以启元腑也。浴，言其因于汤浴，以泄皮肤，而利肌肉也。粉，则粉密其空隙也。《圣济经》

按：林亿等《千金方》“凡例”曰：卒病贼邪，须汤以荡涤；长病痼疾，须散以渐清。当“渐渍”此古人用汤液煮散之意也。今《圣济》本诸此，而更增“本乎腠理”语，是误混《素问》汤液之义。盖此论诸剂，差谬不少，详辨于后。又，《医心方》引蒋孝琬，论膏、酒、汤、散、丸、煎次第，亦难可信，然是古说，姑存之，曰：病有新旧，疗法不同。邪在毫毛，宜服膏及以摩之；不疗，廿日入于孙脉，宜服药酒，酒是熟液，先走皮肤，故药气逐其酒势，入于孙脉，邪气散矣；不疗，卌[①]日入于络脉，宜服汤；不疗，六十日传入经脉，宜服散；不疗，八十日入于脏腑，宜服丸；百日已上，谓之沉疴，宜服煎也。考煎，谓煎炼之方。《千金方》有风虚杂补酒煎一类，《外台秘要》有古今诸家煎方。《圣济总录》曰：煎者，取其和熟，为服食之剂

---

① 卌（xì 细）：四十。

是也。又，陈月朋《本草蒙筌》，五用：曰汤，曰膏，曰散，曰丸，曰渍酒。有说不确，略摘录于后款。

汤 散 丸

张仲景曰：若欲治病，当先以汤洗涤五脏六腑按：《千金》“洗”作“荡”，开通经脉，理导阴阳，破散邪气，润泽枯槁，悦人皮肤，益人气血。水能净万物，故用汤也。若四肢病久，风冷发动，次当用散。散，能逐邪风湿痹，表里移走，居无常处者，散当平之。次当用丸。丸，能逐沉冷，破积聚，消诸坚癥，进饮食，调营卫。能参合而行之者，可谓上工。《金匮玉函经》〇按：《千金》亦载是言，要疑假托也。又，《中藏经》意同而文有异，仍注于此，曰：汤，可以荡涤脏腑，开通经络，调品阴阳，祛分邪恶，润泽枯朽，悦养皮肤，益充气力，扶助困竭，莫离于汤也。圆，可以逐风冷，破坚癥，消积聚，进饮食，舒营卫，开关窍，缓缓然参合，无出于圆也。散者，能祛风寒暑湿之气，摅寒湿秽毒之邪，发阳四肢之壅滞，除剪五脏之结伏，开肠和胃，行脉通经，莫过于散也。

沈存中曰：汤、散、丸，各有所宜。古方用汤最多，用丸、散者殊少。煮散，古方无用者，惟近世人为之。大体欲达五脏四肢者，莫如汤；欲留膈胃中者，莫如散；久而后散者，莫如丸。又，无毒者宜汤，小毒者宜散，大毒者须用丸。又，欲速用汤，稍缓用散，甚缓者用丸。此大概也。近世用汤者全少，应汤者全用煮散。大率汤剂气势完壮，力与丸散倍蓰；煮散，多者一啜不过三五钱极矣，比功较力，岂敌汤势？然既力大，不宜有失，消息用之，要在良工，难可以定论拘也。《苏沈内翰良方》

李东垣曰：大抵汤者，荡也，去大病用之；散者，散也，去急病用之；圆者，缓也，不能速去之，其用药之舒缓而治之意也。《用药法象》

按：《玉函》所立次第，固不得拘。沈氏说稍核，犹未为尽。汤荡之解，诚不过其一端；而散散丸缓，不无其理。然其得名，俱取之于体，非取之于用也。东垣散散之说，与渐溃、散解之义自不同。丸以缓之，亦出刘河间“七方说”中。盖此三物，医人日与周旋，而不审其辨，岂可也乎？今参诸家，质之经旨，汤之为物，煮取精液，药之性味，混然融出，气势完壮，其力最峻，表里上下，无所不达；卒病痼疾，无所不适。是故补泻温凉、有毒无毒，皆以汤为便，所以用汤最多也。惟其最峻，故大毒之药，功力过烈，乃在所畏。《本草》，药不宜入汤酒者，多系大毒之品，其意可知也。散之为物，其体也散，故直到膈胃，而犹有外达之势。不问药之紧慢，欲疏壅闭者，尤其所宜。其轻浮也，故少恋滞之能，而性味易竭宜参第十二卷“作丸散法”条，是以力颇劣于汤，然比丸为捷，故大毒亦稍所畏矣散之属补者，天雄散一方，此取抵当病所，以收涩之；当归散、白术散亦是调养，盖妊娠喜疏通，不喜重滞也。要之，补方偶有用散，要不似汤、丸之多矣。丸之为物，其体也结，势不外达，而以渐镕化，故其力最缓，而补则取次收效，泻则羁下癥癖。然大毒难入汤、散者，丸以用之，亟建殊绩焉。《本草经》，若用毒药疗病，先起如黍粟。陶隐居一以丸药为解，可见大毒必宜丸药。沈氏亦本于此耳。要之，汤也，散也，丸也，病各有其对，而药亦各有其宜。《本草经》称“药性有宜丸者，宜散者云云”，而隐居又举“病有宜服丸者，服汤者云云”为注，则可知彼此相藉，而三者之设，于是焉立矣。又按：经中，汤之类，有如大黄黄连泻心汤之麻沸汤渍，取于疏刷上热；有如走马汤之热汤捻取白汁，取于急卒便用，并是稍缓于煮汤；有如十枣汤之煮枣去滓，取于刚柔相济；有如大陷胸汤之内甘遂末，桃花汤之内赤石脂末，俱取于主药专功矣。散之类，有如半夏散、半夏干姜散之水煮，取于其不戟咽；有如薏苡附子败酱散之水煮，取于使药速效矣。丸之类，有如抵当丸、大陷胸丸、下瘀血汤之水煮，取于宽猛得中；理中丸之沸汤和服，亦取于亟效矣。凡此之类，各莫不有精义存，则措施之际，不可不慎如药法也。

又按：《素问》有《汤液醪醴论》，张景岳曰：汤液者，清酒之类。先君子曰：经既云上古作汤液，而又言当今之世必齐毒药，则张说是。汉《艺文志》“汤液经法十六卷”，未知所指何物。皇甫士安《甲乙经》序云：伊尹以元圣之才，撰用神农本草，以为汤液。此乃为煮药之义。汤方，或有称饮者。先兄绍翁曰：《医宗金鉴》，叶仲坚云：饮与汤稍有别，服有定数者，名汤；时时不拘者，名饮。按：《千金方》芦根饮子，有“随便饮”之语，是《局方》缩脾饮等所源也。然古方汤、饮，无甚分别矣。

又按：林亿等《千金方》“凡例”曰：昔人长将药者，多作煮散法，盖取其积日之功。今详《千金》《外台》，虽有其方，不过仅仅数首，而与仲景之方其旨自异。庞安常《伤寒总病论》曰：唐自安史之乱，藩镇跋扈，至于五代，天下兵戈，道路艰难，四方草石，鲜有交通，故医家以汤为煮散。然则其弊昉于五代，而积习至宋盛行矣。《和剂局方》末卷诸汤，系于香窜诸药为末，沸汤点服者，盖煮散之变法也。

又按：东垣又曰：细末者，不循络，止去胃中及脏腑之积。气味厚者，白汤调；气味薄者，煎之和柤服。去下部之疾，其丸极大，而光且圆；治中焦者次之；治下焦者极小，稠面糊，取其迟化，直至下焦。或酒或醋，取其收其散之意也。凡半夏、南星，欲祛湿者，以生姜汁稀糊为圆，取其易化也；水浸宿炊饼，又易化；滴水圆，又易化；炼蜜圆者，取其迟化，而气循经络也；蜡圆者，取其难化，而旋旋取效也。此说不纯，宜参前说。且古方丸药大抵用蜜，后世趋便，易以糊丸，功力殊劣。又，寇宗奭、张子刚并有蜡丸之说，张氏为优，曰：有一等虚人，沉积不可直取，当以蜡匮其药，盖蜡能粘逐其病，而又久留肠胃间，又不伤气，能消磨至尽也。出《鸡峰普济方》又，古方中有蜜丸，如枣核、弹子等大，含噙化下，以治咳嗽、膈噎及胸热之类，病属上焦者。其意在浸润调治，即苦酒汤少少含咽之之例，徐洄溪《伤寒类方》曰：内治而兼外治法也。又，半夏散，少少咽之。验之往往得效，亦不可不知也。《医心方》"咳嗽"中引张仲景大枣丸、僧深紫菀丸、《录验方》大紫菀丸等。《千金翼方》治胸中热，含消圆；消渴，羊髓煎等。《外台》所引诸家五膈丸，及《近效》大小便不通，含消石。《本草》"葶苈"条，治嗽，含膏丸。《十便良方》，心腹痛，姜骰子。《琐碎录》，骨鲠，沙糖和刮牙屑等。《直指方》，劳瘵，雄黄散。《济生方》，瘰疬，皂子圆。《御药院方》治三种瘿方之类，不可枚举，宜临证遴用。

又按：张石顽《伤寒缵论》曰：云圆者，如理中、陷胸、抵当，皆大弹圆，煮化而和滓服之也；云丸者，如麻仁、乌梅，皆用小丸，取达下焦也。此说误矣。盖古方皆用"丸"字，宋钦宗讳"完"，其音与"丸"相近，故南宋椠本医书皆改作"圆"，独赵开美重刊北宋版《伤寒论》悉用"丸"字，实为旧面。如王是斋《百一选方》改为"元"字，有曰：元者，即药之丸也，"丸"字犯御讳，以"元"字代之。此可以证焉。又，丸药，有名丹者。先君子曰：盖以方士多煅炼服饵，凡诸石煅炼之物，泛然称之丹，后草药如控涎丹，竟无知其所由焉。

又按：皇国制剂，转刷及芳香，间用汤泡以代煮煎，是取其疏荡，亦便仓卒，其法，以㕮咀药内绢袋中，麻沸汤摆用俗呼振出药，即三黄汤之遗意。徐洄溪注彼方曰：此又法之最奇者，不煎而取泡。又，《本草》引《经验后方》曰：治婴儿童子患疹豆疾，用紫草二两，细剉，以百沸汤一大盏泡，便以物合定，勿令气漏放，如人体温，量儿大小服。《圣惠方》同，"泡"字作"沃"字。滋补之剂，多用蜜膏以代蜜丸，是取其留恋，其法，但以细末药，炼蜜和过而已。俗呼炼药。宋人疗小儿，间既见用，盖取适口也。钱氏以来有其方，中无油脂之品，以蜜和如膏，故名为某膏。此二法者，功效不鲜，而明以来诸家，无敢知者，何也？

酒　醴

邪之伤人有浅深，药之攻邪有轻重。病之始起，以汤液始其微；病既日久，乃以醪醴治其甚。是故病人色见浅者，汤液主治；其见深者，必齐主治；其见大深者，醪醴主治。又有形数惊恐，经络不通，病生于不仁者，治以醪药。以此见受邪既深，经脉闭滞，非醪药散发邪气，宣发血脉，安能必愈？然则汤液者，取其荡涤邪气；醪醴者，取其宣通闭滞。凡病始作，多以汤液，盖取其荡涤之功，甚于丸散。病久日深，乃以醪醴，其法众者，以夫受邪坚牢，取差或迟，是故服饵之方，用酒醴者十常六七。大法，醪醴之方，冬三月宜用，立春后宜止。服饵之家，不问有疾，冬三月宜常得酒药两三剂，至立春勿服，故能使百疾不生。又况酒性酷热，主行药势，所以病人素有血虚气滞、陈寒痼冷、偏枯不随、拘挛痹厥之类，悉宜常服，皆取其渐渍之力也。《圣济总录》

按：药酒昉于仲景红蓝花酒以降，其方甚多，大抵皆为宣通血脉，发扬痼痹之剂矣。《内经》醪醴亦是酒之属，今《圣济》始采《玉版论要篇》文，以演其义。然上古所作，莫知其法，则宜存而不论。如“服饵之方云云”以下，正是药酒功用，此相混立论，须分别看焉。大法，冬宜服酒，至立春宜停，本出《千金》。《圣济》似以汤液为煎煮汤药之义。

膏

徐洄溪曰：今所用之膏药，古人谓之薄贴按：此语不知所据，其用大端有二，一以治表，一以治里。治表者，如呼脓去腐，止痛生肌，并摭风护肉之类，其膏宜轻薄而日换，此理人所易知；治里者，或驱风寒，或和气血，或消痰痞，或壮筋骨，其方甚多，药亦随病加减，其膏宜重厚而久贴，此理人所难知，何也？盖人之疾病，由外以入内，其流行于经络脏腑者，必服药乃能驱之；若其病既有定所，在于皮肤筋骨之间，可按而得者，用膏贴之，闭塞其气，使药性从毛空而入其腠理，通经贯络，或提而出之，或攻而散之，较之服药尤有力，此至妙之法也。故凡病之气聚血结而有形者，薄贴之法为良。但制膏之法，取药必真，心志必诚，火候方到，方能有效，否则不能奏效。至于敷、熨、吊、溻，种种杂法，义亦相同，在善医者通变

之也。《源流论》

按:《经筋》篇治口僻，以马膏膏其急者，以白酒和桂以涂其缓者。仲景曰：四肢才觉重滞，即导引、吐纳、针灸、膏摩，勿令九窍闭塞。《玉函经》曰：能寻膏煎摩之者，亦古之例也。又曰：膏煎摩之，勿使复也。华元化曰：夫伤寒始得，一日在皮，当摩膏火炙之即愈。《千金》引。然则古之用膏者多矣。考之《千金》《外台》，大抵外摩遍身及病处，又内服之，其方一，而其用则二。陶隐居有"可服之膏""可摩之膏"之语。孙真人曰：病在外，火炙摩之；在内，温酒服如枣核许。盖皆是所谓取其膏润，以祛邪毒者已。如疡肿之膏，必纸帛摊贴，自是一法。

又按:《千金》五物甘草生摩膏，治少小新生，肌肤幼弱，喜为风邪所中，云：猪肪煎如膏，如弹丸大一枚，炙手以摩儿百遍。盖系固表之法。又，韩飞霞《医通》曰：八岁以下小儿，戒投药，以所宜药为末，香油或水调，摩患处，使药气由毛孔穴络熏蒸透达。此说难从。又，《续医说》称：痘疮未出，预用麻油摩背。又称：惊风发搐，用竹茹、灯心粗末，入姜汁少许，麻油调匀，按摩小儿，自额上起，直至背心、两手足心，数十遍。并未试，姑存之。

熨

蒸熨辟冷。宜蒸熨而不蒸熨，则使人冷气潜伏，渐成痹厥；不当蒸熨而蒸熨，则使人阳气偏行，阴气内聚。皮肤不痹，勿蒸熨。《中藏经》

因药之性，资火之神，由皮肤而行血脉，使郁者散，屈者伸，则熨引为力多矣。引，取舒伸之义，以熨能然。《血气形志论》曰：病生于筋，治以熨引。《玉机真脏论》曰：痹不仁、肿痛，可汤熨及火灸刺之。盖病生于筋，则拘急挛缩；痹而不仁，则经血凝泣。二者皆由外有所感，熨能温之，血性得温则宣流，能引其凝泣也。《圣济总录》〇按：杨上善《太素》注曰：筋之病也，医而急，故以熨引调其筋病也。药布熨之引之，使其调也。盖是《圣济》所据。

庞安常曰：下利，谷道中痛，当以熬盐末熨之，或炒枳实末温熨，按：以上本于《玉函经》。二味相兼益佳。若脐中冷结，不可便熨，冷气攻心腹必死；须先用药温之，久而可熨。凡脐下冷结成关阴，大小便不通，服药虽多，不见效，以炒盐熨脐下，须臾即通。按：此法，《外台》中数见，宜参看。然关阴已服巴豆、甘遂、大黄、轻粉之类大多，即暴通利而损人，尤宜详之也。《总病论》

按:《灵枢·寿夭刚柔》篇载寒痹药熨。扁鹊治尸厥，为五分之熨。盖熨之为用，随病所在，散凝寒，破结阴，故古或与灸代用，《外台》载“岐伯曰：灸风者，不得一顿满一百，若不灸者，亦可以蒸药熨之；灸寒湿者，不得一顿满千，若不灸，可蒸药熏之”是也。又如陈藏器，原蚕屎熨偏风，及《琐碎录》，睡中风吹手足，或酸，或疼，或肿，用炒热盐，帕熨裹之，微汗，俱取之发表也。如《千金》及《翼方》《外台》等，熨症诸方，皆取之溃坚也。如《圣济》治气虚阳脱及伤寒阴厥，葱白熨脐下；亦出《活人书》及《卫生家宝》。考葱熨法，本见《肘后方》。《经验秘方》治泻不止，用艾、木鳖子、蛇床子熨，俱取之固元阳也。如韩祇和治下焦积寒而上焦阳盛，难用温药，用灰包熨脐下；《医学纲目》引《圣济》治中风人，口噤或不咽药，用黑豆熨前后心；曰：用黑豆二三升，以青布裹，于醋汤铛内蘸，及热，熨前后心并胸膈，令风气散，即得药下。或炒盐，醋灰，亦得《卫生宝鉴》治左胁下有积，得寒则痛，见药则吐，用葱熨法；有治验，其说甚详《景岳全书》治伤寒结胸，虚弱不堪攻击者，用葱头、生姜、生萝卜罨熨，刘松峰《说疫》，病久失下，中气大亏，不能运药，名为停药，用此法皆是外假其力，以救服药所不及也。

又按:《本草》“艾”条，《图经》曰：中风掣痛，不仁不随，并以干艾斛许，揉团之，内瓦甑中，并下塞诸孔，独留一目，以痛处著甑目下，烧艾，一时久知矣。此熨法之变者。《本事方续集》疝气熏方，亦稍近，宜并考。

熏　　蒸

陈廪丘曰：或问：得病，连服汤药发汗，汗不出，如之何？答曰：医经云：连发汗，汗不出者，死病也。吾思之，可蒸之，如蒸中风法，热温之气于外迎之，不得不汗出也。后以问张苗，苗云：曾有人做事疲极，汗出卧单簟，中冷得病，但苦寒蜷，诸医与圆、散、汤，四日之内，凡人过发汗，汗不出。苗令烧地布桃叶蒸之，即得大汗，于被中就粉傅身，使极燥乃起，便愈。后数以此发汗，汗皆出也。人性自有难汗者，非惟病使其然也，蒸之则无不汗出也。《千金方》

按: 经曰：阳气怫郁在表，当解之熏之。所谓熏者，盖即蒸也。《南史》载徐文伯治范云，其法一与张苗同。而《崔氏方》阮河南蒸法《外台》“伤寒门”引其说最详。又，《唐书》“许胤宗传”曰：柳太后病风，不言，名医治皆不愈，脉益沉而噤。胤宗曰：口不可下药，宜以汤气熏之，令药入腠理，周理即差。乃造黄芪防风汤数十斛，置于床下，气如烟雾，其夜便得语。是廪丘所谓蒸中风者，而赵虚白《风科集验名方》瘫风散、镇心散并是遗意也。他如陆严治血闷，殆足称奇术矣。《续医说》引仇远《稗史》曰：新昌徐氏妇，病产后暴死，但胸膈微热。陆诊之曰：此血闷也。用红花数十斤，以大锅煮之，候汤沸，以木桶盛汤，将藉病者寝其上，熏之，汤气微，复进之，有顷，妇人指动，半日，遂苏又，崔元亮《集验方》治腰脚蒸法，亦宜取法，须参阅焉。出《本草》"牡荆"条，《图经》所引。李濒湖《纲目》曰：蒸法虽妙，止宜施之野人云云。又，《本草》"蔓椒"条，陶隐居曰：可以蒸病出汗也。此不举其法，仍附之。又，《得效方》曰：如用蒸法，病得差，明年斯时慎莫再作，再作或不治矣。此盖系误记徐治范云，预决后二年必死，非亲验之言也。

渍浴　澡洗

渍浴法，所以宣通形表，散发邪气。虚邪之伤人，初在肌表，当以汗解。若人肌肉坚厚，腠理致密，有难取汗者，则服药不能外发，须藉汤浴疏其汗空，宣导外邪，乃可以汗，《内经》所谓"其有邪者，渍形以为汗"是也。有因大饮中酒，恐毒气内攻于脏者；有服五石发动，气攻于阳者，若此之类，皆以浴法治之，凡欲使邪毒外泄故也。《圣济总录》○按：中酒汤渍，石发冷水洗浴，见《千金》《外台》及"徐嗣伯传"，并非药浴之谓。今凑合立论者，误矣。

按：经文"渍形"，未审其义。"玉机真脏论"，脾风可浴，亦莫知何法。《巢源》"伤寒候"曰：病一日至二日，气在孔窍皮肤之间，故病者头痛恶寒、腰背强重，此邪气在表，洗浴发汗即愈。今考古方，许仁则有桃柳等三物浴汤见《外台》"天行病"，即汗法也。《圣惠》治传尸骨蒸，有沐浴方，盖驱恶风也。又，疗小儿多有用者，如《千金》治伤寒淋浴方七首，此不皆汗法治客忤马通浴方；《本草》治咳嗽，生姜沐浴引孙真人；《婴孺方》治小儿不生肌肉，又三岁不能行，五参浴汤《幼幼新书》引；《小儿直诀》治肥体体热，浴体法用乌蛇、白矾、青黛、天麻、蝎、朱、麝、桃枝等之类是也。又，魏桂岩《博爱心鉴》治痘疮顶陷，有水杨汤，用者有功。《本草》引《经验后方》，小儿胗豆令速出，酒沃沸胡荽，喷一身，是亦渍浴之变法已。

暖洗生阳。宜澡洗而不澡洗，则使人阳气上行，阴邪相害；不当淋渫而淋渫，则使人湿侵皮肤，热生肌体。肌内不寒，勿暖洗。《中藏经》

按：《本草衍义》曰：热汤助阳气行经络，患风冷气痹人，多以汤渫脚至膝上，厚覆，使汗出周身。然别有药，亦终假汤气而行也。盖暖洗生阳者，得此说而义明矣。又，《本草纲目》曰：朱真人“灵验篇”云：有人患风疾数年，掘坑，令坐坑内，解衣，以热汤淋之良久，以簟盖之，汗出而愈。此亦通经络之法也。时珍常推此意，治寒湿，加艾煎汤；治风虚，加五枝按：《食物本草》曰：五枝，桃、柳、桑、柘、槐也，或五加煎汤淋洗，觉效更速也。此说亦有理。又，考之古方，百合病《金匮》百合洗方、卒死壮热又，矾石，水煮，渍脚、中风《千金》大戟洗汤。又，《方氏家藏方》用蛇床子、防风等八味，淋渫、水肿《本草》引韦宙独行方，水肿从脚起，赤小豆煮烂汁，渍膝以下。又，《神巧万全方》水气薰洗法，用樟柳、赤豆、麻黄、桑白。虚冷《御药院方》还童散，外固壮阳气，用丁香等十四味，水煎，少腹已下淋浴。又，百花散，用百花窠等五味，水煎淋洗，补元阳，通血脉。又，《施圆端效方》治下元虚冷，用椒目、桂、川乌、细辛、干姜，水煮，渫浴下部。之类，用淋渫者，不一而足。又，《圣惠》“发背门”曰：或已溃，或未溃，毒气结聚，当用药煮汤，淋拓疮上，散其热毒。夫汤水者，能荡涤壅[①]滞，宣畅血，故用汤淋拓也。又，《活人书》称脚气用汤淋洗者，医之大禁，验之果然。

导法导水　诸以外治内法

阳明病，自汗出，或发汗，小便自利者，此为津液内竭，虽大便硬，而无满痛之苦，不可攻之，当待津液还胃，自欲大便。燥屎已至直肠，难出肛门之时，则用蜜煎润窍滋燥，导而利之；或土瓜根宣气通燥，或猪胆汁清热润燥，皆可为引导法，择而用之可也。《医宗金鉴》

按：王损庵《伤寒准绳》曰：凡多汗伤津，或屡汗不解，或尺中脉迟弱，元气素虚人，便欲下而不能出者，并宜导法。但须分津液枯者用蜜导，邪热盛者用胆导，湿热痰饮固结，姜汁、麻油浸栝楼根导。惟下傍流水者，导之无益，非诸承气汤攻之不效，以实结在内而不在下也。至于阴结便闭者，宜于蜜导中加姜汁、生附子末，或削陈酱姜导之。凡此，皆善于推广仲景之法者矣。此说稍详，然窃以未然，何则？不论何病，津液内竭，燥屎至直肠而干涩不出者，蜜煎之润，能从其势而利导之已。土瓜根、猪胆汁亦是润品，其理无二，实皆是润窍之法，非与中气有情者。如痰饮阴结各异其药之说，殆是纸上之谈，不善于推广仲景之法者矣。如生姜兑《外台》、崔氏姜兑法，削生姜如小指，长二寸，盐涂之，内下部中，立通。蒜导《千金》治胀满不

---

① 壅：原作“□”，据《太平圣惠方》改。

通方，独头蒜，烧熟，去皮，绵裹，内下部中，气立通云云。之类，虽是古方，亦不可适用。又，《医学纲目》引田氏曰：生下，不大便，治法，先以硬葱针纴入肛门。此自一法。

蒋自了曰：大便结在广肠，蜜煎法、猪胆导法最妙。若结在大肠中，非导法之可能达也，用皂矾四两于净桶中，将滚汤一桶倾入，令病人坐净桶上熏之，使药气直入谷道，良久结粪自化而通矣。《医意商》

按：《圣济》治伤寒后大便不通，并吃转泻药后，腹胁转胀，不通利方，盐半斤，熬令色变，用醋浆水二斗，煎五七沸，下盐，搅匀，泻入盆中，看冷暖得所，令病人盆中坐，淋浴少腹，须臾即通。又，治大小便不通，有莲叶、葱、生姜，蒸下部方。自了岂本于此等方欤？又，陶节庵《杀车槌法》治伤寒里热，服转药后，用盐炒麸皮熨其腹上，亦本诸《圣济》，然可谓多事矣。

又按：《本草纲目》曰：按小便不通，纳药于窍中，亦导法之类也。考此法，《肘后》用雌黄，曰：若小腹满，不得小便方。细末雌黄，蜜和丸，取如枣核大。内溺孔中，令半寸，亦以竹管注阴，令痛吹之，通。《千金》用葱叶，曰：凡尿不在胞中，为胞屈僻，津液不通，以葱叶，除尖头，内阴茎孔中，深三寸，微用口吹之，胞胀，津液大通，便愈。按：此方本出都邑师治疾方。《救急》用盐末，《外台》引，曰：主小便不通方，取印成盐七颗，捣，筛作末，用青葱叶尖盛盐末，开便孔，内叶小头于中，吹之，令盐末入孔，即通，非常之效。《卫生宝鉴》，用猪胞，原文稍繁，今不录。《本草纲目》曰：蕲有一妓病转脬，小便不通，腹胀如鼓，数月垂死。一医用猪脬吹胀，以翎管安上，插入阴孔，捻脬气吹入，即大尿而愈。此法载在罗天益《卫生宝鉴》中，知者颇少，亦机巧妙术也。其他方术不一，要拯急之妙策也。

又按：蒋自了著有《通医外治》一卷，其书分头面身体诸部，以纂内外诸病外治之法，大抵不过薄贴、淋渫等前款所载数件，及吹喉、点眼、痈肿伤折之治。又，赵恕轩《串雅外编》有“药外门”，分针、灸、熏、贴、蒸、洗、熨、吸、杂法九类，其所戢香，犹未该备。今仍检方书，特摘以外治内之法，略列于下。搐鼻，用泄头中郁邪《金匮》治头中寒湿，内药鼻中。《活人书》拟以瓜蒂散。又，《外台》治发黄，有瓜蒂等末吹鼻出黄水数方。又，《圣惠》治风头痛，吹鼻散，用瓜蒂、麝香等五味，曰：先含水满口，后搐药末半字，深入鼻中。又，“头痛门”有数方，宜阅。又用开达壅闭，而口噤不能下药者尤便《圣惠》治小儿天瘹[1]。《幼幼新书》治小儿急慢

① 天瘹（diào 吊）：小儿病名，即天吊惊风、天钓惊风。

惊风，有用牛黄等灌鼻内令嚏方。又，《圣济》中风，龙脑双丸，口噤，灌药于鼻内。又，急中风，矾蝴蝶散，若牙紧不能下药，即鼻中灌之。又，《易简方》，卒中口噤，用细辛、皂角各少许，或只用半夏为末，以芦管吹入鼻中，俟喷嚏，其人少苏，然后进药。又，《十形三疗》“痰厥”条，其说稍详。考此术本于《金匮》，治尸厥，用菖蒲屑法。又用治眼目、口齿等疾《圣惠》治眼睛如针刺疼痛，有通顶抽风散。又，《兰室秘藏》治内外障眼，有嗜药麻黄散。又，《杨氏家藏方》有治眼疾，顽荆散等；治喉痹，一字散；治牙疼，失笑散。又用发散伤寒《治病百法》，解利伤寒，一法可用不卧散解之，于两鼻内嗜之，连嚏喷三二十次，以衣被盖覆。用此药时，当于暖室中，嚏罢，以酸辣浆粥投之，汗出如洗。嚏喷者，用吐法也。考其方，系川芎、石膏、藜芦、甘草四味。又用升提下脱《产经》治盘肠产，以半夏为末，搐鼻中，肠自上。又，《证治要诀》有胎转胞，用搐鼻药，多打喷嚏；或用拳打脚心知痛，令病人浑身掇起，则脏腑摇动，而胎自反上。又用验疳疾生死。《圣惠》治一切疳，有吹鼻散数方，有云：如嚏多，疾轻，易疗；如不嚏者，必死。又云：良久，有虫子出，仔细看如断丝，此是病根去也。塞鼻，用通喉闭，《百一选方》治急喉闭，开口不得者，以黄蜡纸裹巴豆一个，如患人鼻孔大小，中心切破，急以塞鼻，气冲入喉中，自破也。已觉通利，即除去云云。嗅烟，亦用泄上郁，《御药院方》龙香散，治偏正头痛，用地龙、乳香，细末，掺纸上，作纸捻子，烧，令闻烟气。《澹寮方》徐介翁熏头风方，于上方加指甲，每用一捻，向香炉内慢火烧之，却以纸卷筒如牛角状，尖上留一小孔，以鼻承之，熏时须噙温水令满口。又，赵宜信《经验方》治头风，好艾揉为丸，小弹子大，烧，嗅之，以鼻中黄水出为度。又，《本草》引《博济方》，治偏头疼，至灵散，雄黄、细辛，研细，嗅入，盖此方特不烧烟。用升下脱《产经》治盘肠产，大纸捻以麻油润，灯吹灭，以烟熏产妇鼻中，肠即止。又，《本草纲目》引夏子益《奇疾方》，有当归、芎䓖，烧，将口鼻吸烟，治产后两乳长垂方。又用治结毒烂坏《外科正宗》有结毒灵药方，《疡医大全》有祁阳炭、面粉、银朱三味熏法，其他近今所用方法，多有验者，兹不具录。又用治患劳人。《本草》引《经验方》，用玄参、甘松，地中封窨，取出烧，令其鼻中常闻其香云云。盖此法不审其旨，岂取于清肺热欤？喝烟，用利肺气《外台》载熏咳法六首，其说甚详，宜酌用又用通喉闭《本草纲目》，中风痰厥、气厥，中恶喉痹，一切急病，咽喉不通，牙关紧闭，以研烂巴豆，绵纸包，压取油，作捻，点灯，吹灭，熏鼻中；或用热烟，刺入喉内，即时出涎或恶血，便苏。又，蓖麻子仁，研烂，纸卷作筒，烧烟熏吸即通；或只取油作捻，尤妙，名圣烟筒。二方并不载出典，当考。又用散胃寒，《圣惠》治寒气攻胃咳癔方，上用黑豆二合于瓶子中，以热醋沃之，纸封间一小孔子，令患人以口吸其气，入咽喉中即定。通关，用开口噤，使药下咽。《本草》“皂荚”条，引《简要济众》云：如牙关不开，用白梅揩齿，口开，即灌药。又引《经验方》，治急中风，目瞑牙噤，无门下药者，用龙脑、天南星，末，揩大牙左右，名开关散。又，《圣济》白矾散，用白矾、盐花，擦之。又，甘草，比中指节，于生油内浸，炭火炙，以物斡开牙关，令咬定甘草，如人行一里又换，后灌药。又，《和剂》雄朱丹，牙关不开，揩之。又,《卫生十全方》用乌梅、细辛、麝香。又,《本草》引谭氏方，治小儿牙关不开，天南星一个，煨热，纸裹斜角，未要透气，于细处剪鸡头大一窍子，透气于鼻孔中，牙关立开。是以熏法为通关，与上方大异。塞耳，用截痎疟,《圣济》有治劳疟豆桂丸,《三因方》有塞耳丹，并绢裹安耳内。又用治上部疾。《杨氏家藏方》治才疼，透关散、雄黄定疼膏，并塞耳中。又,《圣济》，鼻衄、剳耳，用延胡索。又,《小儿卫生总微论》治咽喉腮颊肿闷，上以蒜塞耳鼻中。又,《串雅外编》，头风，插耳，黄蜡三两，溶化，以白纸阔二寸长五寸，在蜡上拖匀，真蕲艾揉软，薄摊蜡上，箸卷为筒，插耳内，一头火点燃，烟气透脑，其痛即止。左插右，右插左，至重不过二次。摩顶，用治眼患,《圣惠》治眼，有摩顶膏，涂顶油数方。又用治风病,《肘后方》，风不得语，苦酒煮芥子，薄头。治小儿天瘹，并取于使气下达《圣惠》治天瘹，备急涂顶膏，川乌头、芸薹，末，新汲水调涂。又用治盘肠产，取于升提其脱《产经》以蓖麻子十四粒，去壳，研如膏，贴产妇头顶中心，肠即上，即拭去。涂囟，亦取于下达，或用逐风冷《小儿直诀》用麝、蜈、牛黄、青黛、蝎尾、薄荷，枣肉为膏，涂，治风冷发搐。又,《圣济》云：小儿鼻多涕，是脑门为风冷所客，细辛，用油煎，下蜡，薄涂腮上。又,《得效方》治风邪入脑，鼻窒流涕，南星饮，云：仍以大蒜、荜拔，末，杵作饼，用纱衬，炙热，贴囟前，熨斗火熨透。或用治痫掣《圣惠》治小儿诸痫，有固囟大黄膏。又，治天瘹，有瘹藤圆。或用散外邪《和剂》急风散，用生川乌、辰砂、生南星，治小儿伤风，鼻塞清涕，酒调涂囟门上，不可服之。或用疗鼻衄、口疮等《千金翼》，蓖麻叶，油涂，炙热，熨囟上，尤验。又,《全婴方论》小儿衄，白及末，如蓖麻叶，涂囟。又,《幼幼新书》朱氏家传，治小儿口疮，芍药、大黄、宣连，末，豮猪胆调，涂囟门。贴眉，用升阳陷《丹溪心法类集》"痫门"，若阳气下陷者，以升阳益胃汤加桔梗，醋沃南星，用叶梅外贴眉攒，极效，起泡便止。又用泄郁热《串雅外编》，小儿重舌，巴豆半粒、饭粘四五粒，共捣为饼，如黄豆大，贴眉心中间，待四围起泡，去之，即愈。又有截疟二方。涂两乳，用收虚汗《万安方》贝母散，治男子、妇人气虚盗汗，夜卧尤甚，渐至羸瘦，贝母一种，细末，每用少许，临卧之时，放手心，吐津唾调成膏，搽涂两乳上。按：此方原欠出典，当考索。又,《本草纲目》引《集简方》，自汗不止，郁金末，卧时调。涂于乳上。涂背，用达鼻中《圣济》治鼻衄，贴背膏，京三棱，煨熟，细末，醋煮，面糊调，贴背第五椎上。《幼幼新书》引《婴孺》，治少小鼻塞，羊髓、薰陆，摩背上，又用治背寒"撄宁生传"，治伤寒汗下后，人虚，背独恶寒，以理中汤加姜、桂、藿、附，大作服；外以荜拔、良姜、吴椒、桂、椒，诸品大辛热，为末，和姜糊为膏，厚傅满背，稍干即易，半月竟复。又,《圣济》有治寒疟涂方二首，殊觉迂愚，仍不录。贴脐，或兼以灸，或兼以熨，用通利壅闭《外台》《本草》并有治大小便不通，用盐涂脐方，一和苦酒，一更艾灸。又,《本草》引《经验方》，大小便不通，矾石，置脐中；又引《经验方》，治小便淋涩或有血，以赤根楼葱近根截一寸许，安脐中，上以艾灸七壮。又,《圣济》，大便不通，用杏仁、葱白、盐，研膏，涂手心，涂脐上。又,《幼幼新书》引《聚宝方》，用大蒜、盐花、山栀子仁，烂捣，摊纸花子上，贴脐。又，《直指方》，呕吐家多大便秘结，或用连根葱白一握、汉椒五十粒，捣细，作饼，焙热，和轻粉，掩脐；续以葱椒煎汤，熏荡身下。盖此类最夥，不可枚举。又，《卫生家宝》治水肿，有甘遂大蒜灸法。《济生方》涂脐膏，治水肿，小便绝少，地龙、猪苓、针砂各一两，细末，擂葱涎调成膏，敷脐，约一寸高阔。又，《本事方》治结胸灸法，阴毒伤寒，关格不通，亦依此灸之，巴豆十四枚、黄连七寸，和皮，捣细，用津唾和成膏，填入脐心，以艾灸其上，腹中有声，其病去矣。又，冯元成《上池杂说》曰：张碧泉夫人病血蛊，腹痛甚已死，先大夫令用姜、葱、麝香、真血竭熨其脐，经行而病愈。一妇人患血痞，张小泉用通利行气之药为饼，贴脐，半日气泄而散。又，《串雅外编》，黄疸取水，大鲫鱼一个，捣烂，加麝香三分，成饼，贴脐上，用荷叶二三层贴饼上，用布缚，又用温补寒虚，《幼幼新书》引庄氏家传，小儿腹痛，生姜汁调面，涂纸，贴脐。又，《杨氏家藏方》贴脐散，治元脏气虚，浮阳上攻，口舌生疮，吴茱萸、干姜、木鳖子，为末，半钱，冷水调，以纸靥贴脐上。又，《瑞竹堂方》治元气虚冷，脐腹冷痛，有代灸膏、封脐艾二方。又，《万病回春》“补益门”有彭祖小接命熏脐秘方，其说甚审，并宜检。又，《串雅内编》断痢，用面烧饼半个，作一窍。纳木鳖仁研泥在内，乘热覆在病人脐上，一时再换；又有宁和堂暖脐膏，治泻痢。又，《外编》有绿豆等四味方。又用收虚汗，《本草纲目》引《集灵方》，自汗盗汗，用五倍子研末，津调，填脐中，缚定，一夜即止。又，《杨起简便方》，小儿夜啼，五倍子末，津调，填于脐内，岂亦取于收敛心神欤？又用出疳虫《颅囟经》治孩儿疳痢，辨虫颜色定吉凶，朱砂丸，用朱砂、阿魏、蝙蝠血、蟾酥，为末，口脂调，绿豆大，填脐中，看虫出来。又用截疟。《串雅外编》，胡椒、雄黄等末，饭丸桐子大，朱砂为衣，将一丸放脐中涂脐下，用通溲便《外台》引《古今录验》，疗热结小便不通，滑石屑，水和，涂少腹及绕阴际。又，《本草》引《杨氏产乳》，疗小便不通，滑石末一升，以车前汁和，涂脐四畔，方四寸，热即易之。冬月，水和亦得。《幼幼新书》引《鸡峰方》，治小便不通，大蒜，研烂，摊纸上，脐下贴之；又引《婴孺》，治未满十日不小便，蒲黄，水和，封横骨上。又，《医说》引《类编》载，熊彦诚前后不通五日，腹胀如鼓，一大螺，以盐半匕，和壳生捣碎，置病者脐下一寸三分，用宽帛紧系之，曾未安席，砉然暴下。又用发阴毒《卫生宝鉴》，阴毒伤寒，玉褥肚，用川乌、细辛等八味，为末，醋糊调，涂脐下，绵衣覆之。又，《神效名方》治阴毒伤寒，用芥末，新水调膏药，贴脐上，汗出为效。此与上方颇相似，仍附之。涂五心，用醒心神《幼幼新书》引葛氏，治小儿中人忤，用桂心煮滓。《千金》治少小客忤，用灶中黄土、蚯蚓屎，俱涂五心。又，《本草》引《斗门方》，治小儿未满月，惊著似中风欲死者，用朱砂，以新汲水浓磨汁，涂五心上。又用清上热《证治要诀》云：有内热，热刑于上焦，以致咽疼，宜用黄柏、黄连、大黄，研末，水调，在心与患处。此出于《桑氏方书》。涂手心，用缓筋急，《圣惠方》治中风口㖞，巴豆七枚，去皮，烂研，㖞左涂右手心，㖞右涂左手心，仍以暖水一盏，安向手心，须臾即便正，洗去药，并频抽掣中指。又，《魏氏家藏方》，蓖麻二粒，去壳，细研，人生面少许，用水调拌，稀稠得所云云，余与《圣惠》同。又，《圣济》有追风丸，其法相类，宜参。又用催生《本草》日华子曰：催生，蓖麻涂掌。又用发汗《卫生宝鉴》治阴毒伤寒，手阳丹，用葱葱、陈蜂窝，手心内握定，用手帕紧扎定，须臾汗出，以绵被覆盖。又，《串雅内编》拿疟，黄丹五钱、明矾三钱、胡椒一钱五分、麝香半钱，为末，临发时，对日坐定，将好米醋调药末，男左女右，付手心，外将绢帛紧扎，待药力热方行，出汗为度。如无日，脚下用火。又有宣积握丸《本事方续集》，宣积，手心握药便通，巴豆、干姜、韭子、良姜、硫黄、甘遂、槟榔，各等分，上为末，研饭为圆如桐子大（“桐子”字原作“圈子”，今从《三法六门》）用时使椒汤洗手了，麻油涂手掌口，握药一粒，移时便泻止，即以冷水洗手。又，《医学纲目》引田氏握宣丸，治小儿便难燥结，或服涩药，腹胀闷乱，命在须臾，可用此丸，不移时大小便自利，于上方去干姜、韭子，加附子，粟米饭和丸如绿豆大。又，《三法六门》握宣丸，于上方加肉桂、附子，凡九味，用法并与上方同。涂足心，能引上病而下之，故治口疮阎孝忠方，大天南星，细末，醋调涂。又，《圣济》，附子，生，为末，姜汁和匀，摊。又，治下冷口疮，神圣膏，吴茱萸末，酸醋调，熬成膏，后入地龙末，搅匀，每临卧，用葱椒汤洗足，拭干，用药遍涂两脚心。治赤眼，寇平《全幼心鉴》小儿赤眼，黄连末，水调，贴足心。治鼻衄《本草》引《简要济众》，蒜一枚，研泥，摊一饼子如钱大，厚一豆许，左鼻血出贴左脚心，右鼻贴右脚，如两鼻即贴两脚下。治虚火《丹溪心法》，虚火，附子末，塞涌泉。又，《石室秘录》云：引治者，病在下而上引之，病在上而下引之也。如人虚火沸腾于咽喉口齿间，用寒凉之药，入口稍快，少顷又甚，又用寒凉，腹泻肚痛，而上热益炽，欲用热药凉饮，而病人不信，不肯轻治，乃用外治之法，引之而愈，方用附子一个，为末，米醋调成膏药，贴在涌泉穴上，少顷火气衰，又少顷而热止退。又能使药气上达，故治阴毒《圣惠》治阴毒伤寒，用吴茱萸，酒匀，蒸熨脚心。又，《石室秘录》云：如人病厥逆之证，用吴茱萸一两，为末，以面半两，用水调成厚糊一般，以布如钟大，摊成膏，纸厚半分，贴在涌泉穴内，则手足不逆矣。治中风《本事方续集》治中风，手脚不遂，穿山甲二两、川乌头二两、红海蛤一两，为末，每服半两，用生葱汁调成膏，厚作饼子，径寸半阔，左患贴左脚，右患贴右脚，贴在足心，用旧绢片紧扎定，于密房中无风处，椅子上坐，用汤一盆，将有药脚浸于汤中，若汗出，即急去了药，出汗遍身，麻木即轻减，渐至无事，妙不可言。此方，《三因》名趁风膏。治痢，《千金》治小儿冷痢，捣蒜，傅两足下治霍乱《琐碎录》，霍乱吐泻转筋，以大蒜研，炒热，傅脚心。治奶脾《幼幼新书》引董氏家传，治小儿奶脾，紫河车、寒食面，水调涂，缚之良久，其病大便中下去。又有蹈药，利水《圣惠》治水气，坐卧不得，面、身体悉浮肿方，葱白七斤，和须，分作两塌子，先以炭火烧一处净地令赤，即以葱塌子安在地上，令病人脱袜，以人扶着，蹈葱上蹲坐，即以被衣围裹，勿令透风，待汗通，小便出黄水，葱冷即止，小便多即差。又，《圣济》，脚气，用乌头、樟脑为丸，于炉子中心踏之。又，《本草》引《兵部手集》，脚气，踏赤小豆袋。温外肾，用散阴寒《神效名方》治阴毒伤寒，牡蛎、干姜，末，新水调，涂手心，握外肾，汗出为效。《经验秘方》同，云：如不醒人事，人与之搊；妇人，用手掩阴门。又，《阴证略例》回生神膏，治男女阴毒伤寒，外接法，牡蛎炼粉、干姜各一钱，为细末，男病用女唾调，手内擦热，紧掩二卵上，得汗出愈；女病用男唾调，手内擦热，紧掩二乳上，得汗出愈。卵与乳，男女之根带，坎离之分也。《卫生宝鉴》回阳丹，其方相近，用川乌等六味。妇人阴中坐药，用导血瘕，《灵枢·水胀》篇"石瘕"下云：可导而下。先君子曰：导，谓坐导药。又，"仓公传"，济北王侍者韩女病，臣意诊脉曰：内寒，月事不下也。即窜以药，旋下，病已。考《说文》：窜，匿也，从鼠在穴中。然则窜亦坐药之谓，《索隐》以为以熏熏之者，误矣。又，《金匮》矾石丸，治脏坚癖不止，中有干血。又，《千金》治月经不通，葶苈蜜丸，绵裹，入三寸，每丸一宿易之，有汁出，止。又，《外台》引《素女经》，疗黄瘕，皂荚散，用皂荚、蜀椒、细辛；疗青瘕，导药，用戎盐、皂荚、细辛，并捣细，以三角囊，大如指，长二三寸，内阴中。又用散阴寒《金匮》蛇床子散是也。又，《外台》引《救急》，疗带下，以灶下黄土，水和为泥，作弹子大，暴干，以火烧热彻，以三年酢渍一丸，绵裹，内玉门中云云。又，《兰室秘藏》有坐药龙盐膏、胜阴丹、回阳丹三方，云：蜜丸如弹子大，绵裹，留系在外，内丸药阴户内，日易之。又云：脐下觉暖为效。○按：以上所引诸方，大抵系于节录，用者当照看原文。凡此之类，或直就患上而为治，或在彼者引此而为治，往往出人意表，其有奇验者，亦复不鲜。然今所揭，援据率略，挂一漏百。倘有志之士，更类而纂之，亦未必无益济生也。如夫吹喉、点眼、痈肿伤折之治，则各有其法，百类无穷，所以不须表出也。

卷第十

方药离合

徐洄溪曰：方之与药，似合而实离也。得天地之气，成一物之性，各有功能，可以变易血气，以除疾病，此药之力也。然草木之性，与人殊体，入人肠胃，何以能如人之所欲，以致其效？圣人为之制方，以调剂之，或用以专攻，或用以兼治，或以相辅者，或相反者，或相用者，或相制者，故方之既成，能使药各全其性，亦能使药各失其性，操纵之法，有大权焉，此方之妙也。若夫按病用药，药虽切中，而立方无法，谓之有药无方；或守一方以治病，方虽良善，而其药有一二味与病不相关者，谓之有方无药。譬之作书之法，用笔已工，而配合颠倒；与夫字形俱备，而点画不成者，皆不得谓之能书。故善医者，分观之而无药弗切于病情，合观之而无方不本于古法，然后用而弗效，则病之故也，非医之罪也；而不然者，即偶取效，隐害必多，则亦同于杀人而已矣。《源流论》

按：寇宗奭《本草衍义》曰：尝读唐“方技传”有云：医要在视脉，惟用一物攻之，气纯而愈速；一药偶得他药相制，弗能专力，此难愈之验也。今详之，病有大小、新久、虚实，岂可止以一药攻之？若初受病小则庶几，若病大多日，或虚或实，岂得不以他药佐使？如人用硫黄，皆知此物大热，然不性缓，仓卒之间，下咽不易便作效，故智者又以附子、干姜、桂之类相佐使以发之，将并力攻疾，庶几速效。若单用硫黄，其可得乎？故知许宗之言，未可全信，贤者当审度之。又，缪仲淳《本草经疏》曰：上古之人，病生于六淫者多，发于七情者寡，故其主治尝以一药治一病，或一药治数病。今时则不然，七情弥厚，五欲弥深，精气既亏，六淫易入，内外胶固，病情殊古，则须合众药之所长，而又善护其所短，乃能苏凋瘵而起沉疴。其在良医善知药性，剂量无差，庶得参互旁通，彼此兼济，以尽其才，而无乖刺败坏之弊矣。斯二说与洄溪之意相发，故附之。

又按：以古之成方，治万变之病，其证其药不能必一一相契。盖数味相合，自有一种功用，不可妄意增损者，正是古方妙处，如小柴胡之半夏，本以治呕，而无呕亦不妨用之类。今云一二味与病不相关者，谓之有方无药者，殆立言之弊乎？

方剂古今

张子刚曰：近世医者，用药治病，多出新意，不用古方。不知古人方意，有今人所不到者甚多，如诸寒食散、五石泽兰元、三石泽兰元、登仙酒之类，其治疗有意外不测之效。观其所用药，则皆寻常所用之物也，但以相反、相恶者并用之激之，使为功效。详其妙意，盖出于今人之表。经曰：草生五色，五色之变，不可胜视；草生五味，五味之美，不可胜极。盖言错杂和合，则其间必有争效其能者，故不可胜视胜极也。孙真人亦云：神物效灵，不拘常制；至理关感，智莫能知。其犹龙吟云起，虎啸风生，戎盐累卵，獭胆分杯，抚掌成声，沃火生沸，不知所以然也；又如五色颜色和合，其变化不可得而名焉，出乎绳墨规矩之外，然后能致颜色气味之妙，此非神智则孰能至此？学者不可忽也。《鸡峰普济方》○按："孙真人云云"数语，本于陶隐居，说见于后。

徐洄溪曰：说者曰：古方不可以治今病，执仲景之方以治今之病，鲜效而多害。此则尤足叹者。仲景之方，犹百钧之弩也，如其中的，一举贯革；如不中的，弓劲矢疾，去的弥远。乃射者不恨己之不能审的，而恨弓强之不可以命中，不亦异乎？其有审病虽是，药稍加减，又不验者，则古今之本草殊也。详本草，惟《神农本经》为得药之正，惟古方用药悉本于是。晋唐以后诸人各以私意加入，至张洁古辈出，而影响依附，互相辨驳，反失本草之正传。后人遵用不易，所以每投辄拒，古方不可以治今病，遂为信然。嗟乎，天地犹此天地，人物犹此人物，若人气薄，则物性亦薄，岂有人今而药独古也？故欲用仲景之方者，必先学古穷经，辨证知药，而后可以从事。《金匮心典》序

又曰：后世之方，已不知几亿万矣，此皆不足以名方者也。昔者圣人之制方也，推药理之本原，识药性之专能，察气味之从逆，审脏腑之好恶，合君臣之配偶，而又探索病源，推求经络，其思远，其义精，味不过三四，而

其用变化不穷。圣人之智，真与天地同体，非人之心思所能及也。上古至今，千圣相传，无敢失坠。至张仲景先生，复申明用法，设为问难，注明主治之证，其《伤寒论》《金匮要略》，集千圣之大成，以承先而启后，万世不能出其范围，此之谓古方，与《内经》并垂不朽者。其前后名家，如仓公、扁鹊、华佗、孙思邈诸人，各有师承，而渊源又与仲景微别，然犹自成一家，但不能与《灵》《素》《本草》一线相传为宗枝正脉耳。既而积习相仍，每著一书，必自撰方千百。唐时诸公，用药虽博，已乏化机；至于宋人，并不知药，其方亦板实肤浅；元时号称极盛，各立门庭，徒骋私见；迨乎有明，蹈袭元人绪余而已。今之医者，动云古方，不知古方之称，其指不一，若谓上古之方，则自仲景先生流传以外，无几也；如谓宋元所制之方，则其可法可传者绝少，不合法而荒谬者甚多，岂可奉为典章？若谓自明人以前皆称古方，则其方不下数百万。夫常用之药不过数百品，而为方数百万，随拈几味皆已成方，何必定云某方也？嗟嗟，古之方何其严，今之方何其易，其间亦有奇巧之法，用药之妙，未必不能补古人之所未及，可备参考者。然其大经大法则万不能及，其中更有违经背法之方，反足贻害。安得有学之士，为之择而存之，集其大成，删其无当，实千古之盛举。余盖有志而未遑矣。《源流论》

按：乾隆《四库总目提要》曰：盖古所谓专门禁方，用之则神验，至求其理，则和、扁有所不能解出《旅舍备急方》条。栎荫府君曰：古经方，如葛仙翁、孙真人诸名医之所撰也，而以《本草》、仲景律之，则似不合绳墨者；时以方士禁咒之术，涉迂怪者，杂出其间；又有僻药而不易辨者，有凡品而不堪服者，是以可用于今者若甚鲜矣。岂立方之指，深奥幽微，非浅庸所能测耶？抑时世之变，方域之殊，情性之差使然耶？然临病对证而施之，则效应如神，其出于思虑之表者，不暇枚举。乃与后世诸家执泥引经报使之说而所制迥别，是古经方所以不可废于今也《医略抄》序。俱与子刚意相发矣。盖唐人去古犹近，具存典型，如宋人亦能守古义，故其诸方间有功效甚著，而羽翼经方者。今洄溪谓之乏化机，谓之板实肤浅者，过矣。金元以来，务树旗帜，稍趋别路，然河间、东垣固卓识士，故其治病颇有发明；特至丹溪，则信罗太无说，以为古方不治今病详见《格致余论》，每对一人，必立一方。当时项彦章有疑于此，见陆简静，始晤古今方同一矩度见《余姚县志》。如王节斋，私淑丹溪者也，然其著《明医杂著》有曰：近因东垣、丹溪之书大行，世医见其不用古方也，率皆效颦，治病辄自制方。然药性不明，处方之法莫究，卤莽乱杂，反致生无，甚有变证多端，遂难识治。此确言也。而明清诸家犹仍丹溪之陋，多不用古方，临病制方，沿波不返，遂为套习。医道陵夷，职是之由，是洄溪之论，有自而发矣。要之，谓古方不治今病者，不知古方之理者也。自非善用古方，何能得疗危险之疾？古方其可不恪遵乎？但后世嗜欲日滋，疴瘵日繁，则又有不得不择取诸家方法者，然不敢背仲景之旨，犹是为善用古方欤？如此间专用古方者，徒执文义，不识变通，此亦不能无弊云。丹溪以前，如石藏用、张洁古辈，皆有古方不治今病之说，斯不繁引。

用方贵约

陈若虚曰：方不在多，心契则灵；证不在难，意会则明。方不心契，证不意会，如疏淡之交，寡游之地，性情、形势不切，何以便托用哉？《外科正宗》

程黄山曰：方取简练，不求繁多。盖简练熟历，则一茎草可化丈六金身；繁多散漫，则头绪杂而莫知所从。《易简方论》

李建斋曰：与其方多而效少，莫若方少而意深。《医学入门》

按：《灵枢·禁服》篇曰：黄帝曰：夫约方者，犹约囊也。囊满而弗约则输泄，方成弗约则神与弗俱。所谓方者，非必方药之谓，然亦足以通其理矣。盖疾病万端，不可胜数，则后世诸方亦不可不博采兼收，以备其变。然治病之法，于虚实、寒热、气血、上下之分，透得其情，对脉措剂，则以治一病之法，可以旁通治诸病。故用方极贵圆熟，圆熟之本，在能约之。约之方法，专用古方，又就家传师授及自己精虑之所得，间掇后世方剂，而体验数年，心悟神会，如扁之于轮，丁之于牛，而后可立殊功于人意表矣。苟执一二脉证，各各处措，则用方繁杂，白头圭匕，而遂无圆熟之日，愚故有味于三家之言焉。先君子遍《观聚方要补》，录方凡二千余首，然每年千余人之病，数十年间，所用仅三四百方以加减出入，此博采约用之模范尔。倘约守而不备，其失也隘；博采而滥施，其失也驳。隘与驳，其陋一也。呜呼，博约之义，难矣哉。

又按：王安道《溯洄集》曰：凡用药治病，其既效之后，须要明其当然与偶然。能明其当然与偶然，则精微之地，安有不至者乎？惟其视偶然为当然，所以循非踵弊，莫之能悟，而病者不幸矣。盖欲用方之熟，必始于审当然与偶然，故附其言于此。

古方加减

徐洄溪曰：古人制方之义，微妙精详，不可思议。盖其审察病情，辨别经络，参考药性，斟酌轻重，其于所治之病不爽毫发，故不必有奇品异术，而沉痼艰险之疾投之，辄有神效。此汉以前之方也。但生民之疾病不可胜穷，若必每病制一方，是曷有尽期乎？故古人即有加减之法，其病大端相同，而所现之证或不同，则不必更立一方，即于是方之内，因其现证之异，而为之加减。如《伤寒论》中，治太阳病，用桂枝汤；若见项背强者，则用桂枝加葛根汤；喘者，则用桂枝加厚朴杏子汤；下后脉促胸满者，桂枝去芍药汤；更恶寒者，去芍药加附子汤。此犹以药为加减者也。若桂枝麻黄各半汤，则以两方为加减矣。若发奔豚者，用桂枝为加桂枝汤，则又以药之轻重为加减矣。然一二味加减，虽不易本方之名，而必明著其加减之药。若桂枝汤，倍用芍药而加饴糖，则又不名桂枝加饴糖汤，而为建中汤。其药虽同，而义已别，则立方亦异，古法之严如此。后之医者不识此义，而又欲托名用古，取古方中一二味，去其要药，杂以他药，而仍以其方目之，用而不效，不知自咎，或则归咎于病，或则归咎于药，以为古方不可治今病。嗟乎！即使果识其病，而用古方支离零乱，岂有效乎？遂相戒以为古方难用，不知全失古方之精义，故与病毫无益而反有害也。然则当何如？曰：能识病情与古方合者，则全用之；有别证，则据古法加减之；如不尽合，则依古方之法，将古方所用之药而去取增益之，必使无一药之不对证，自然不背于古人之法，而所投必有神效矣。《源流论》

按：赵以德《金匮衍义》曰：凡仲景方，多一味，减一药，与分两之更轻重，则易其名，异其治，有如转丸者。此言为然。详仲景之于加减，其旨不一，有病本宜某汤，而病长一层，仍加味以添其力者；有某汤之证，更有所挟，或有所阻，仍加味以旁制之者；有某汤之证，药偶有碍，仍减去之者；有某汤之证，并有所挟、所阻，仍去彼加此者；更至其至妙者，则一味之出入，表里异其治矣。后世诸家能达此义者不多，如王德肤于竹叶石膏汤，代石膏以附子，名为既济汤者，最极其巧，实所少见也。盖用方之妙，莫如于加减；用方之难，亦莫如于加减。苟不精仲景之旨，药性不谙，配合不讲，见头治头，滥为增损，不徒失古方之趣，亦使互相牵制，坐愆事机者，往往有之。加减岂易言乎？王海藏《汤液本草》序曰：或以伤寒之剂改治杂病，或以权宜之料更疗常疾，以汤为散，以散为圆，变易百端，增一二味别作他名，减一二味另为殊法云云。此乃变通之极致，非粗工所企知也。

又按：学者欲精古方之趣，尤要读前辈注方之书，而后熟思历验，始得通其理焉。考注方，昉于成聊摄《明理论》，而许弘有《内台方议》，吴鹤皋有《医方考》，汪讱庵有《医方集解》，王沧洲有《古方选注》，吴遵程有《成方切用》，乾隆御纂《医宗金鉴》内有《删补名医方论》，其他《伤寒》《金匮》各注，及张石顽《千金方衍义》，皆释方意程志伊《释方》一书，惟释名题，不及配合。如王求如《小青囊》、施沛然《祖剂》、张石顽《医通》"祖方"，亦足见诸家加减之略矣。程黄山《易简方论》亦谓注方之益，今录于下，曰：著方者多，注方者少。著方者既不自注其方，后人但依方而用之，未必尽能明药性功能，有利有害，恰当病情也。即如《伤寒论》中所立之方，未尝不精妙入神，用之不当，昔贤比之操刃，可不慎欤？若使一方便可治一证，昔贤早以预定，何待后人费心耶？盖方犹仿也，可仿法而已，活变灵通，顾在人用之如何耳。若不注明昔贤著方之意，方书徒设，纵多奚为？按：程氏"方"字解，非其本义，宜参"七方"条。

方味多寡

许培元曰：或读本草、类方，刻意求简，以为精专，不知圣人初无从简之心，惟是合宜以治耳。仲景、东垣，共称医圣，而用多、用寡，两不相侔。故得其要者，多亦不杂；不得其要，少亦不专。不究确然之理，而以品味多寡为衡，是崇末而遗本已。《药准》

俞守约曰：今之人不识病源，不辨脉理，品数多，每至十五六味，攻补杂施，弗能专力，故治病难为功也。韩天爵《医通》云：处方正不必多品，但看仲景方何等简甚。丹溪谓东垣用药，如韩信用兵，多多益善者，盖讳之也。《续医说》

张景岳曰：观仲景之方，精简不杂，至多不过数味，圣贤之心，自可概见。若必不得已，而用行中之补，补中之行，是亦势所当然，如《伤寒论》之小柴胡汤以人参、柴胡并用，陶氏之黄龙汤以大黄、人参并用，此正精专妙处，非若今医之混用也。能悟此理，方是真见中活泼功夫。至若东垣之方，有十余味及二十余味者，此其用多之道，诚自有意。学者欲效其法，必须总会其一方之味，总计其一方之性，如某者多，某者少，某者为专主，某者为佐使，合其气用，自成一局之性，使能会其一局之意，斯得东垣之心矣。若欲见头治头，见脚治脚，甚有执其三四端而一概混用，以冀夫侥幸者，尚敢曰我学东垣者哉？虽然，东垣之法非不善也，然余则宁师仲景，不敢宗东垣者，正恐未得其精，先得其隘，其失也，岂止一方剂也哉？明者宜辨之。《全书》

邓云侣曰：大约古之方也，其类少；今之方也，其类多。古之方也，其品寡；今之方也，其品繁。古之方也，其分数重；今之方也，其分数轻。古之方也，其气味之性统而同；今之方也，其气味之性支而散。盖气味之行，瞬息而至遍体也，夫孰得而御其劲悍？又可知制夫方药，其品数之简且重者之为妙焉。盖邪气入身，横行窃据，即专力竭才，犹恐其弗敌矣。若品泛则气轻，数少则味淡，又安能以孱弱之群兵，而探渠魁之虎穴也哉？《医经会解》

按：《褚氏遗书》曰：制剂，独味为上，二味次之，多品为下。此概论也。考华元化处剂不过数种，然其术神奇，固不得详。如仲景方，则大抵从简，而又有柴胡加龙蛎汤、乌梅丸、鳖甲煎丸之类从繁者。盖急治之方多从于简，缓治之方多从于繁。病寒热虚实，证候专一者，多从于简；证候错糅者，多从于繁。病之与方，各有所适。惟病当简者多，而当繁者少，况至十余味之多，殊少见其可者。俞、张、邓三家之论，可谓确矣。

单　方

徐洄溪曰：单方者，药不过一二味，治不过一二证，而其效则甚捷，用而不中亦能害人，即世所谓海上方者是也。其原起于《本草》，盖古之圣人，辨药物之性，则必著其功用，如逐风逐寒、解毒定痛之类。凡人所患之证，止一二端，则以一药治之，药专则力厚，自有奇效；若病兼数证，则必合数药而成方。至后世，药品日增，单方日多，有效有不效矣。若夫内外之感，其中自有传变之道，虚实之殊，久暂之别，深浅之分，及夫人情各殊，天时各异，此非守经达权者不能治。若皆以单方治之，则药性专而无制，偏而不醇，有利必有害，故医者不可以此尝试，此经方之所以为贵也。然参考以广识见，且为急救之备，或为专攻之方，是亦不可不知也。《源流论》

按：洄溪又论单方得药之专能，载在次卷“药性生成本原”中。又，《医说》引《夷坚志》，有“草药不可妄用”条。萧通隐《轩岐救正论》曰：无知愚民，每每擅一二单方草药，为能立奏殊功，且复省费，谁不悦从？但此须村里坚刚异禀，别具一副耐毒肠胃者，用之极验。若元气稍虚，误服旋倾，目击者屡矣，书此为戒。考前哲既说此意，宜参第一卷“用药有贵贱之别”条。

七　方

刘河间曰：方有七，剂有十，故方不七不足以尽方之变，剂不十不足以尽剂之用。方不对病，非方也；剂不蠲疾，非剂也。今列而论之。七方者，大、小、缓、急、奇、偶、复。大方之说有二，一则病有兼证，而邪不专，不可以一二味治之，宜君一臣三佐九之类是也；二则治肾肝在下而远者，宜分两多而顿复服之是也。小方之说有二，一则病无兼证，邪气专一，可以君一臣二，小方之治也；二则治心肺在上而迫者，宜分两微而频频少服之，亦为小方之治也。缓方之说，有“甘以缓之”为缓方者，为糖、蜜、甘草之类，取其恋膈也；有“丸以缓之”为缓方者，盖丸之比汤、散，药力宣行迟故也；有品味群众之缓方者，盖药味众多，各不能骋其性也按：《儒门事亲》曰：如万病丸，七八十味，递相拘制也；有无毒治病之缓方者，盖药性无毒，则功自缓也；有气味薄之缓方者，药气味薄，则常补于上，比至其下，药力既已衰，为补上治上之法也。急方之说有四，有急病急攻之急方者，如腹心暴痛、前后闭塞之类是也；有急风荡涤之急方者，谓中风不省口噤是也，取汤剂荡涤，取其易散而施功速者是也按：《事亲》作“有急病急攻之急方，如心腹暴痛、两阴溲便闭塞不通，借备急丹以攻之，此药用不宜恒，盖病不容俟也。又如中风牙关紧急，浆粥不入，用急风散之属，亦是也。有汤散荡涤之急方，盖汤散之比丸，下咽易散而施用速也”；有药有毒之急方者，如上涌下泄，夺其病之大势者是也；有气味厚之急方者，药之气味厚者，直趣于下而力不衰也，谓补下治下之法也。奇方之说有二，有古之单行之奇方者，为独一物是也；有病近而宜用奇方者，为君一臣二、君二臣三，数合于阳也，故宜下不宜汗也。偶方之说有二，有两味相配而为偶方者，盖两方相合者是也；有病远而宜用偶方者，君二臣四、君四臣六，数合于阴也，故宜汗不宜下也。复方之说有二，有二三方相合之为复方者，如桂枝二越婢一汤之类是也按：《事亲》云：如调胃承气汤方，芒硝、甘草、大黄外，参以连翘、薄荷、黄芩、栀子，以为凉膈散，是本方之外别加余味者，皆是也；有分两匀同之复方者，如胃

风汤各等分之类是也。又曰：重复之复，二三方相合而用也；反复之复，谓奇之不去则偶之是也。《保命集》

张戴人曰：以《内经》考之，其奇偶四则，反以味数奇者为奇方，味数偶者为偶方，下复云：汗者不以奇，下者不以偶。及观仲景之制方，桂枝汤，汗药也，反以三味为奇；大承气汤，下药也，反以四味为偶，何也？岂临事制宜，复有增损者乎？考其大旨，王太仆所谓：汗药如不以偶，则气不足以外发；下药如不以奇，则药毒攻而致过。必如此言，是奇则单行，偶则并行之谓也。急者，下本易行，故宜单；汗或难出，故宜并。盖单行则力孤而微，并行则力齐而大，此王太仆之意也。然太仆又以奇方为古之单方，偶为复方，今此七方之中已有偶，又有复者，何也？岂有偶方者，二方相合之谓也？复方者，二方、四方相合之方欤？不然，何以偶方之外，又有复方者欤？此"复"字，非重复之复，乃反复之复。何以言之？盖《内经》既言奇偶之方，不言又有重复之方，惟云：奇之不去则偶之，是为重方。重方者，即复方也。下又云：偶之不去，则反佐以取之，所谓寒热温凉，反从其病也。由是言之，复之为方反复，亦不远《内经》之意也。《事亲》

按："至真要大论"，帝问：治有缓急，方有大小。而岐伯有曰：奇之制，偶之制，制以缓，制以急。又曰：近而奇偶，制小其服也；远而奇偶，制大其服也云云。如七方之目，则始出于成聊摄《明理药方论》序，曰：制方之体，宣、通、补、泻、轻、重、涩、滑、燥、湿，十剂是也；制方之用，大、小、缓、急、奇、偶、复，七方是也。是以制方之体，欲成七方之用者，必本于气味生成而制方成焉。自此说出，而河间师弟更张皇之，尔后诸家奉为圭臬，无敢异议。然本是运气伪经之说，不可以例仲景之方，而聊摄附凑为一，殆不免白圭之玷矣。且方之为言道也，所以示修治调剂之道也，是以谓治有缓急则可，谓方有缓急则恐不可也。品数多者谓之大方，品数少者谓之小方，是古义也。药之异常者亦名云奇方，则凡据理配合者，皆宜谓之正方。正与奇者，俱寓于大小之中。而所谓二方相合之复方者，犹大方之属耳。至奇偶对称，则虽戴人巧为回护，要是纸上迂拘之谈，施之实际，何益之有？其以复方为反复之复者，亦失牵强矣。盖从前诸家徒沿袭旧说，未有斥七方之非者，故今举二子之言，敢赘僻见，以俟有识论定。十剂详说，载在次卷"药功用大体"条。

又按：景三阳《嵩崖尊生书》臆加四方，曰重病轻方，曰轻病重方，曰反佐方，曰顾忌方，最觉无谓，仍不具录。

君臣佐使

帝曰：方制君臣，何谓也？岐伯曰：主病之谓君，佐君之谓臣，应臣之谓使，非上下三品之谓也。帝曰：三品何谓？岐伯曰：所以明善恶之殊贯也。王启玄曰：上药为君，中药为臣，下药为佐使，所以异善恶之名位。服饵之道，当从此为法；治病之道，不必皆然。以主病者为君，佐君者为臣，应臣之用者为佐，皆所以赞成方用也。“至真要大论”并注

岐伯曰：有毒无毒，所治为主，适大小为制也。帝曰：请言其制。岐伯曰：君一臣二，制之小也；君一臣三佐五，制之中也；君一臣三佐九，制之大也。同上

按：《本草经》所言君臣佐使者，本自有二义，运气篇之辨当矣。沈存中《梦溪笔谈》曰：旧说用药有一君二臣三佐五使之说，其意以谓药虽众，主病者专在一物，其他则节级相为用，大略相统制，如此为宜，不必尽然也。所谓君者，主此一方，固无定物也。《药性论》乃以众药之和厚者定为君，其次为臣为佐，其有毒者多为使，此谬论也。设若欲攻坚积，则巴豆辈岂得不为君也？此说稍是，然未熟参经文者矣。

又按：经曰：药有君臣佐使，以相宣摄合和。蒋慫园《药镜》曰：宣者，君行意也；摄者，臣行令而后摄佐使，无不奉行君意，乃始成其合和。此解似是。又，庄子“徐无鬼”曰：药也，其实堇也，桔梗也，鸡壅也，豕零也，其时为帝者也。成玄英疏曰：帝，君主也。夫药无贵贱，愈病则良，药病相当，故便为君主。

何柏斋曰：大抵药之治病，各有所主，主治者，君也；辅治者，臣也；与君相反而相助者，佐也；引经及引治病之药至于病所者，使也。如治寒病用热药，则热药君也；凡温热之药，皆辅君者也，臣也；然或热药之过甚而有害也，须少用寒凉药以监制之，使热药不至为害，此则所谓佐也；至于五脏六腑及病之所在，各须有引导之药，使药与病相遇，此则所谓使也。余病准此。《医学管见》○按：柏斋以三品等差为用药之经，以合和之体为用药之权，今删其冗语。

七情合和配合诸说

药有阴阳配合，子母兄弟，根茎华实，草石骨肉。有单行者，有相须

者，有相使者，有相畏者，有相恶者，有相反者，有相杀者，凡此七情，合和时视之，当用相须、相使者良，勿用相恶、相反者；若有毒宜制，可用相畏、相杀者，不尔，勿合用也。《本草》白字〇按：是书之例，本不欲以经文与后世诸说同伍，且经人所素习，固无须表出，然如此条倘不首举之，则殊不便读者，故今特破例云。又，药性阴阳，详见于《素问》中。"子母兄弟"，蜀本注所云"若榆皮为母，厚朴为子"之类者，无审其义。卢不远《芷园日记》载陈伯先说，称：桃树生子，则桃树是母，桃子是子。又称：若兄弟，如榆有大叶、小叶，麦有小大，禾稻亦自有数十种云云。此说似有理，宜考原书。

陶隐居曰：旧方用药，亦有相恶、相反者，服之乃不为害，或能为制持之者。犹如寇贾辅汉，程周佐吴，大体既正，不得以私情为害。虽然，恐不如不用。今仙方甘草丸有防己、细辛，俗方玉石散用栝楼、干姜，略举大体如此。半夏有毒，用之必须生姜，此是取其所畏，以相制尔。其相须、相使者，不必同类，犹如和羹调食，鱼肉葱豉，各有所宜，共相宣发也。同上，黑字。

又曰：寻万物之性，皆有离合，虎啸风生，龙吟云起，磁石引针，琥珀拾芥，漆得蟹而散，麻得漆而涌，桂得葱而软，树得桂而枯，戎盐累卵，獭胆分杯，其气爽有相关感，多如此类，其理不可得而思之。至于诸药，尤能递为利害。先圣既明有所说，何可不详而避之？时人为方，皆多漏略。若旧方已有此病，亦应改除。假如两种相当，就其轻重，择而除之。伤寒赤散，吾常不用藜芦；断下黄连丸，亦去其干姜，而施之无不效。何忽强以相憎，苟令共事乎？相反为害，深于相恶。相恶者，谓彼虽恶我，我无忿心。犹如牛黄恶龙骨，而龙骨得牛黄更良，此有以制伏故也。相反者，则彼我交仇，必不宜合。今画家用雌黄、胡粉，相近便自黯妒，粉得黄即黑，黄得粉亦变，此盖相反之证也。同上〇按：《本草纲目》引寇宗奭，误。

按：七情本系于药性之义，然云"合和时视之"，则实为立方之要，故拈于此。《玉函经》曰：药有相生、相杀、相恶、相反、相畏、相得。文异而意同。隐居既云"相恶、相反者，服之不为害"，而又称"相反者，彼我交仇，必不宜合"，似义相抵牾，要当以前说为正。盖相恶、相反，古方往往合用，前人有说，见于后隐居以为恐不如不用者，岂为庸工而发乎？又，隐居及诸家所叙每药七情，其理难得究诘，然是古来相传之说，姑置不论而可也。又，沈存中《良方》序亦有说，宜参看。

虞恒德曰：或问：药性有相畏、相恶、相反，而古方有同为一剂而用者，其理何如？曰：若夫彼畏我者，我必恶之；我所恶者，彼必畏我，盖我能制其毒而不得以自纵也。且如一剂之中，彼虽畏我，而主治之能在彼，故其分两当彼重我轻，略将以杀其毒耳；设我重彼轻，制之太过，则尽夺其权，而治病之功劣矣。然药性各有能毒，其所畏者畏其能，所恶者恶其毒耳。如仲景制小柴胡汤，用半夏、黄芩、生姜三物同剂，其半夏、黄芩畏生姜，而生姜恶黄芩、半夏，因其分两适中，故但制其剽悍之毒，而不减其退寒热之能也。其为性相反者，各怀酷毒，如两仇相敌，决不与之同队也。虽然，外有大毒之疾，必用大毒之药以攻之，又不可以常理论也。如古方感应丸，用巴豆、牵牛同剂，以为攻坚积药；四物汤加人参、五灵脂辈，以治血块；丹溪治尸瘵，二十四味莲心散，以甘草、芫花同剂，而谓妙处在此。是盖贤者真知灼见，方可用之，昧者固不可妄试以杀人也。《医学正传》

陈月朋曰：有单行者，不与诸药共剂，而独能攻补也，如方书所载独参汤、独桔汤之类是尔。有相须者，二药相宜，可兼用之也；有相使者，能为使卒，引达诸经也。此二者不必同类。有相恶者，彼有毒而我恶之也；有相畏者，我有能而彼畏之也。此二者不深为害。有相反者，两相仇隙，必不可使和合也；有相杀者，中彼药毒，用此即能杀除也。如中蛇虺毒，必用雄黄；中雄黄毒，必用防己之类是尔。凡此七情共剂可否，一览即了然也。《本草蒙筌》

李濒湖曰：药有七情，独行者，单方不用辅也；相须者，同类不可离也，如人参、甘草、黄柏、知母之类；相使者，我之佐使也；相恶者，夺我之能也；相畏者，受彼之制也；相反者，两不相合也；相杀者，制彼之毒也。古方多有用相恶、相反者，盖相须、相使同用者，帝道也；相畏、相杀同用者，王道也；相恶、相反同用者，霸道也。有经有权，在用者识悟尔。《本草纲目》

张隐庵曰：药之相须、相使、相恶、相反，出北齐徐之才《药对》，非上古之论也。按：此说误。聿考《伤寒》《金匮》《千金》诸方，相畏、相反者多并用。有云相畏者，如将之畏帅，勇往直前，不敢退却；相反者，彼此相忌，能各立其功。圆机之士，又何必胶执于时袭之固陋乎？《侣山堂类辨》

按：恒德论颇精，陈、李、张三说与隐居有异，并存以备考。

又按：合和之体，虽非七情之理，亦有不可不知者，今牵联而附之。柯韵伯注十枣汤曰：邪之所凑，其气已虚，而毒药攻邪，脾胃必弱，使无健脾调胃之品主宰其间，邪气尽而元气亦随之尽，故选枣之大肥者为君，预培脾土之虚，且制水势之横，又和诸药之毒，既不使邪气之盛而不制，又不使元气之虚而不支，此仲景立法之尽善也。张子和制浚川、禹功、神祐等方，治水肿痰饮，而不知君补剂以护本，但知用毒药以攻邪，所以善全者鲜。此论甚是。盖仲景方用峻药，必配和胃之品以监制之，其最至妙者，如白虎汤、竹叶石膏汤、桃花汤之粳米，厚朴麻黄汤之小麦，硝石矾石散之大麦粥汁和服。深推其理，凡物不与胃相惯者，莫如金石；与胃甚相惯者，莫如米谷。今惧石药之损胃，故配米谷以制之也。周慎斋曰：用药之要，贵松不贵实，立意在君臣，而向导在佐使。《本草汇笺》引。岂仲景之方，不皆松耶？愚又尝原寒热并用之义。凡药，寒热温凉，性也；补泻汗吐，用也；但是凉泻，但是温补，即为性用兼取矣；攻补同用而治虚实相错，寒温并行而治冷热不调，亦即为性用兼取矣。有病但冷、但热，而寒温并行者，是一取其性，一取其用，性用适和，自成一种方剂矣。大青龙汤，则麻、桂得石膏之寒，专存外发之用；石膏得麻、桂之发，以达肌膝，故相借凉散表热，是麻、桂取用，而石膏取性也。大黄附子汤，则大黄得附子、细辛，但存荡涤之用，相藉以逐实寒，是附子、细辛取性，而大黄取用。如桂枝加大黄汤，其揆一也。越婢汤，则石膏得麻黄之温发，但存逐水之用，故相藉以驱水气，是麻黄性用兼取，而石膏取用也。石膏逐水，《本草》不言，然此汤及厚朴麻黄汤、小青龙加石膏汤、麻杏甘石汤、文蛤汤、木防己汤等皆用之，则其义可知。越婢加术汤，则麻、石之功与前方同，而术与麻黄相藉，走外之力稍胜矣。孙真人更加附子，盖附子与石膏相得，特存达表驱湿之用，以助麻、术之力，立方之意最巧。此类不一，当推而知，徐洄溪所谓“方之既成，能使药各全其性，亦能使药各失其性”者，此之谓也。然此义极渊深，身亲试验，方悟其趣。盖方与病对，则一性一用各呈其能，圣法之妙，非凡虑所思议者，往往如此。

又按：汪石山辨《明医杂著》“忌用参芪论”曰：药之为用，又无定体，以补血佐之则补血，以补气佐之则补气。是以黄芪虽专补气，以当归引之，亦从而补血矣。故东垣用黄芪六钱，只以当归一钱佐之，即名曰补血汤，可见黄芪功力虽大，分两虽多，为当归所引，不得不从之补血矣，矧人参功兼补血者邪？又，俞守约论当归曰：其功用，但从人参、黄芪则能补血，从大黄、牵牛则能破血，从官桂、附子、茱萸则热，从大黄、芒硝则寒，此非无定性也，夺于群众之势，而不得不然耳。此两说为得理，宜扩而充焉。又，程若水《医彀》论方有监制忌宜之法，许培元《药准》有“品味相扶论”本于陶节庵《用药法则》，“用药须究臭味相得论”，本于吴仁斋。俱不纯，兹不录也。

方剂分量

陈延之曰：凡病剧者，人必弱，人弱则不胜药，处方宜用分两单省者也；病轻者，人则强，胜于药，处方宜用分两重复者也。凡久病者，日月已积，必损于食力，食力既弱，亦不胜药，处方亦宜用分两单省者也；新病者，日月既浅，虽损于食，其谷气未虚，犹胜于药，处方亦宜用分两重复者也。少壮者，病虽重，其人壮气血盛，胜于药，处方宜用分两重复者也。虽是优乐人，其人骤病，数服药则难为药势，处方亦宜如此也。衰老者，病虽轻，其气血衰，不胜于药，处方亦宜用分两单省者也。虽是辛苦人，其人希病，不经服药者，则易为药势，处方亦宜如此也。夫人壮病轻，而用少分两方者；人盛则胜药势，方分两单省者，则不能制病，虽积服之，其势随消，终不制病，是以宜服分两重复者也。夫衰老虚人，久病病重而用多分两方者，人虚衰气力弱，则不堪药，药未能遣病，而人气力先疲，人疲则病胜，便不敢复服，则不得力也，是以服分两单省者也。《医心方》引《小品方》

孙真人曰：小儿病与大人不殊，惟用药有多少为异。《千金方》

按：上论分两轻重，各有其宜。考仲景于四逆汤曰：强人可大附子一枚、干姜一两。于白散曰：强人半钱匕，羸者减之。于十枣汤曰：强人服一钱匕，羸人服半钱。于小青龙加石膏汤曰：强人服一升，羸者减之。是足以确陈氏之说矣。然又有大虚大实，不拘新久、老小，非分两重复不能奏绩者，乃宜别论已。如小儿分两，吴又可亦曰：用药与大人仿佛，凡五六岁以上者，药当减半；二三岁往来者，四分之一可也。殆为约当。又，第十二卷“小儿服药法”，宜互考。

李东垣曰：用药各定分两，为君者最多，为臣者次之，佐者又次之。药之于证，所主同者，则等分。《汤液本草》“东垣用药心法”

吴茭山曰：凡用药铢分，主病为君，以十分为率，臣用七八分，辅佐五六分，使以三四分，加减外法，数用辅佐，如此用庶不差矣。《活人心统》

按：上论多少配合之义。孙季逑序《中藏经》曰：古人配合药物分量，按五脏五味，配以五行生成之数。今俗医任意增减，不识君臣佐使，是以古人有“不服药，为中医”之叹。要知外科丸散，率用古方分量，故其效过于内科，此即古方不可增减之明证。盖古方固不可苟增减，然云“配以五行之数”则拘矣。且考之经方，一桂枝汤也，而有加桂汤、加芍药汤；一小承气汤也，而有厚朴三物汤、厚朴大黄汤。可知分量之多寡，本从证之轻重，亦不妨随宜增减。故吴又可于达原饮曰：证有迟速，轻重不等，药有多寡之分，务在临时斟酌，所定分两，大约而已。亦其意也。如配合之旨，则李、吴二氏为得。然大陷胸汤之甘遂，君药也，而以其过峻，仅用一钱匕。五苓散之泽泻，佐药也，而以其甚慢，至一两六铢之多。此类间有，亦不可不辨。

又按：冯楚瞻《锦囊秘录》论补曰：奈何近用味药者，仅存其名，体重之药每同体轻者等分，或用钱许几分，是有名而无实效。今详仲景用地黄，炙甘草汤则一斤，肾气丸则八两，并重于他药，知冯氏之言可从矣。

陶隐居曰：古秤惟有铢两，而无分名。今则以十黍为一铢，六铢为一分，四分成一两，十六两为一斤，虽有子谷柜黍秬之制，从来均之已久，正尔依此用之。《本草》黑字

按：古方权制，诸家所论，考证粗谬，无能得其真。吾友小岛学古尚质精究累年，一以陶氏为归，著《经方权量考》一书，其说甚确，实足祛从前之惑。兹拈其要，以使人知所标准，曰：古者以十黍为累，十累为铢，积之为两，为斤，乃是时世通用之权，而如医方，则用其十分之一。本说“虽子谷矩黍之制云云”者，言《汉志》虽有“子谷柜黍中者，百黍为一铢”之制，方家从来依此十黍为一铢之称而用之。故《千金》载本说，有此则神农之称也。今依为定之言，盖本说一斤，则三千八百四十黍。今取本邦所产柜黍中者而称之，以定一斤之重，实为五钱五分六厘八毫；就求铢两，则一铢者，一厘四毫五丝；而一两者，三分四厘八毫也。《医心方》引《范汪方》云：六十黍粟为一分。此与本说同义。又，唐本注所论，颇有讹舛，且似不解本说。《说文解字》云：铢，权十分黍之重也。杨倞《荀子》注云：十黍之重为铢。是知十黍之铢，古或有其说，不啻医方矣。张仲景方，云某药几铢，某药几两，某药一斤若半斤者，皆当从神农之称而为正矣。特猪肤一斤，世用之一斤也。更取仲景方，参之本说，其剂稍轻，今之所用，势必加重。然《千金》云：或曰：古人用药至少，分两亦轻，瘥病极多。观君处方，非不烦重，分两亦多，而瘥病不及古人者，何也？答曰：古者日月长远，药在土中，自养经久，气味真实；百姓少欲，禀气中和。感病轻微，易为医疗。今时日月短促，药力轻虚；人多巧诈，感病厚重，难以为医。病轻用药须少，痾重用药即多，此则医之一隅，何足怪乎？夫真人之时，业已如此，而今之距唐千有余年，则亦何怪用药之弥多乎？如后人据百黍之铢，以律古方者，则其剂甚大，水少汤浊，不中适用，其谬不待辨也。汉晋世用之一斤者，当今之五十五钱六分八

厘，而迄于梁陈之时，皆遵而用焉。如合二斤以为一斤，盖创于吴时。孙思邈云：吴人以二两为一两。葛洪云：古秤金一斤，于今为二斤。所谓古秤，乃吴秤耳。《唐本草》注云：古秤皆复，今南秤是也。唐时犹有用复秤者。北魏之初，又用复秤。至孝文之时，再复古制。北齐一斤者，古之一斤半。周玉称四两，当古称四两半。隋开皇，以古秤三斤为一斤。则当今之百六十钱为一斤者，乃是唐代之大秤。大业中依复古秤，乃唐代之小秤，实居大称三之一，而医药则用之。唐《六典》：凡量，以秬黍中者，容一千二百为龠，二龠为合，十合为升，十升为斗，三斗为大斗，十斗为斛；凡权衡，以秬黍中者，百黍之重为铢，二十四铢为两，三两为大两，十六两为斤。凡积秬黍为度量、权衡者，调钟律，测晷景，合汤药，及冠冕之制，则用之。内外官司，悉用大者。及宋代，析一两为一钱，遂立钱、分、厘、毫之目。《圣惠方》云：方中凡言分者，即二钱半为一分也；此原于陶氏四分为一两，而析十钱之一两为四，故云二钱半也。凡言两者，即四分为一两也；凡言斤者，即十六两为一斤也。玉海云：得十五斤，为一秤之则。元明以降，迄于清朝，沿用此称，不敢替易焉。明清之方，云分者，分厘之分，非二钱半之分也。李时珍云：今古异制，古之一两，今用一钱可也。误矣。

又曰：今方家所云等分者，非分两之分，谓诸药斤两多少皆同尔。先视病之大小轻重所须，乃以意裁之。凡此之类，皆是丸散。丸散竟依节度用之，汤酒之中，无等份也。同上

按：《补阙肘后方》“序录”曰：凡云分等，即皆是丸散，随病所须多少，无定铢两，三种五种，皆分均之。考仲景方，其称等分者，皆是丸散，汤方中无复称等分者。《肘后》“序录”又曰：凡云丸散之若干分两者，是品诸药宜多宜少之分两，非必止于若干分两。然则丸散之分两，不过大概言之耳。《素问·病能论》：泽泻、术各十分，麋衔五分。张景岳《类经》曰：十分者，倍之也；五分者，减半也。“腹中论”，四乌鲗鱼骨一芦茹，谓用芦茹取乌鲗鱼骨四分之一也。如仲景方，间有称几分者，亦必于丸散。则可知《素问》、仲景之分，亦是以意裁之之谓，而隐居云古无分名者，信矣。但后人不知经义，或有以分铢之分，易之铢两者，然斧凿之痕，可证而得焉。麻黄升麻汤，升麻、当归各一两一分，《玉函》《千金翼》并作“一两六铢”。防己黄芪汤，黄芪一两一分，此方更用“钱”“盏”等字，全是后人所肆改。鳖甲煎丸，二十三味，总以分称，是似裁分。然煅灶下灰与清酒，自有定量，则当充《千金》作“鳖甲三两”，而改以铢两。大黄䗪虫丸，大黄十分，余药皆以如两、如升、如枚，则当作二两十二铢始顺。赤石脂丸，乌头一分，宜从《千金》作“六铢”。“淡饮”中五苓散，宜准“太阳篇”，改分为铢两。如排脓散、柴胡饮子，俱似后人所增，须附之别论。盖汤酒煮服，必有定剂，故不得不以铢两；丸散则以粒之若干，抄之多寡，

为之节度，此所以约略裁量，而不必须铢两也。《外台》引《古今录验》石斛万病散方后曰：随病倍其分。

又曰：凡散药，有云刀圭者，十分方寸匕之一，准如梧桐子大也。方寸匕者，作匕正方一寸，抄散，取不落为度。钱五匕者，今五铢钱边“五”字者以抄之，亦令不落为度。一撮者，四刀圭也。十撮为一勺，十勺为一合。以药升分之者，谓药有虚实轻重，不得用斤两，则以升平之。药升方作，上径一寸，下径六分，深八分，内散药，勿按抑之，正尔微动，令平调尔。今人分药，不复用此。同上

按：学古曰：《补阙肘后方》“序录”云：刀圭，准如两大豆。《外台》引《删繁》，疗眼车前子汤洗方云：一刀圭者，准丸如两大豆大。按：下本说云：如梧子者，以二大豆准之。以可互证焉。《千金方》云：凡言刀圭者，以六粟为一刀圭。一说云：三小豆为一刀圭。并与本说不同。俞琰《古文参同契》注云：所谓刀圭，刀头圭角些子尔。尚质家藏齐刀一枚，文曰“齐吉化”，赏鉴家以为吕望旧物，取抄散药，圭端所受，不过一梧子许大而已。又，董谷《碧里杂存》有说，欠当。方寸匕，按周汉之一尺当今曲尺七寸六分，沈冠云彤《周官禄田考》，载古尺图，云：摹出宋秦熺《钟鼎款识册》中，底有篆文，铭曰“周尺，《汉志》镏歆铜尺，后汉建武铜尺，晋前尺并同”。校之，即今曲尺七寸六分。亡友狩谷望之据新莽大泉五十、货布、货泉，起尺，亦得今尺七寸六分，其说精确详明，实足依据。挂川松崎明复著《尺准考》，亦云今之七寸六分。一寸当今曲尺七分六厘，今遵而造之，以充药室之用矣。《医心方》载本说，注云：今案苏敬云：正方一寸者，四方一寸，此作寸者，周时尺八寸，以此为方寸匕。盖苏敬不详周尺之制，就唐代常用大尺之八寸而概言之耳。本说云：方寸匕散，蜜和，得如梧子十丸，而苏以为十六梧子，足以证其尺之长焉。《医心方》又引《范汪方》云：廿黍粟为一簪头，三簪头为一刀圭，三刀圭为一撮，三撮为一寸匕。此亦与本说不同。又，《补阙肘后方》“序录”云：假令日服三方寸匕，须止是三五两药耳。今称三方寸匕散，仅不过一钱强，亦足以知古时用药之轻，而张仲景方实屡称之矣。有八分一匕者，见于蜘蛛散方后，谓十分方寸匕之八也。又，洪遵《泉志》有方寸匕图，盖后人所捏造，不足征也。钱五匕者，乃半钱匕。斯阙钱匕，宜从《肘后方》“序录”补入，云：凡云钱匕者，以大钱上全抄之；若云半钱，则是一钱抄取一边尔，并用五铢钱也。考五铢钱，汉元狩五年所行，大者径一寸，建武十六年，又铸五铢钱；中平三年，又铸五铢钱，径寸一分。盖古方所用，必系前汉物。以抄散药，约重三分。徐大椿云：半钱匕，今秤约重三分。可疑。张仲景方所

云者，即此物也。《魏志·华佗传》云“与君散两钱”，乃与散二钱匕也。一撮者，四刀圭也者，盖是不过论量之所起而已。《孙子算经》云：量之所起，起于粟，六粟为一圭，十圭为一撮，十撮为一抄，十抄为一勺，十勺为一合。又云：十勺，六万粟，为一合。《夏侯阳算经》引仓曹云：十粟为一圭，十圭为一撮，十撮为一抄，十抄为一勺，十勺为一合。《后汉书》注引《说苑》云：十粟为圭应劭云：圭者，自然之形，阴阳之始，四圭为撮。孟康云：六十四黍为圭。诸说各各不同如是。孙子及《五曹算经》、夏侯阳并以一千六百二十寸为一斛之积，则升合之积，可推而知矣。但如本说，一勺乃《算经》之一抄，一合乃《算经》之一勺，犹神农秤十黍为一铢，而《汉志》以百黍为一铢之类也。今以汉斛一勺定为本说之一合，则一合者，当今之一撮一有奇也。然此所说，与刀圭者十分方寸匕之一，准如梧桐子大，无相准的，则别是一义，不得凑合矣。或疑“四刀圭”之“刀”字为衍，似是。李时珍载本说，更补“十合为一升”五字，其意盖以一合为药升十分之一，谬矣。《灵枢·邪客》篇所云“秫米一升，治半夏五合”者，未知其升合果是何制否，然以合名量，实创于《汉志》合龠为合，则不得取粟氏之量，以充秫米、半夏之准矣。张仲景方无以刀、圭、撮、勺者，如半夏、芒硝、香豉、人尿、猪胆汁、蜀椒，其称几合者，予未能定何量，姑俟后之识者。药升者，本说称今人不复用，则其行用当在秦汉之际。明·沈万钶《诗经类考》云：《家语》云：黄帝设五量。魏·崔灵恩注云：古者为升，上径一寸，下径六分，其深八分。盖药升行于秦汉之际，故崔氏以为古升，然固非常用之升也。又，《唐书·韦绦传》诏献爵，视药升所容以合古。尚质尝据周尺，制此器，以为药室之设矣。考张仲景方，如芒硝、麦门冬、半夏、赤小豆、生梓白皮、甘李根白皮、吴茱萸、小麦、杏仁、麻仁、虻虫、蛴螬、䗪虫、五味子、苇茎、薏苡仁、瓜瓣、酸枣仁、竹茹，皆用药升也；如胶饴、生地黄、马屎、人乳汁、泔、紫苏煮汁、冬瓜汁、人粪汁、土浆、硬糖、盐、蜜、清酒、苦酒、白酒，并系世用之量，非此药升也；如粳米，或称几合，亦似涉世用之量矣。

又曰：凡丸药，有云如细麻者，即胡麻也，不必扁扁，但令较略大小相称尔。如黍粟亦然，以十六黍为一大豆也。如大麻子者，准三细麻也。如胡豆者，即今青斑豆是也，以二大麻子准之。如小豆者，今赤小豆也，粒有大小，以三大麻子准之。如大豆者，以二小豆准之。如梧子者，以二大豆准之。一方寸匕散，蜜和，得如梧子准十丸。如弹丸及鸡子黄者，以十梧子准之。同上

按：学古曰：唐本注云：方寸匕散为丸，如梧子得十六丸；如弹丸一

枚，若鸡子黄者准四十丸。今弹丸同鸡子黄，此甚不等。斯说为是。《千金》云：青小豆，一名麻累，一名胡豆。李时珍以为豌豆，然豌豆大于大豆，且无斑文，要不审何物。又，《雷公炮炙论》有“丸比鲤目”说，今不复赘。

又按： 学古又曰：《内经》载半夏汤，用流水千里以外者八升云云，及张仲景方用水斗升，皆宜从汉代之制矣。汉之一斗，今量之一升一合零一撮强，升合皆从此酌量焉。半夏汤云：饮汁一小杯。张仲景有“热粥一杯”“酒一杯”等语。《医心方》引《小品方》云：服汤云一杯者，以三合酒杯子为准。陈延之晋人，则当从晋时三合，约略今之三四勺耳。如华元化、范东阳、葛稚川、陶隐居及诸家经方，今仅散见于孙思邈、王焘方中及《医心方》者，亦当从各代之制为之水率，庶可以无失先贤制方之本旨矣。隋唐以来，量有大小，然汤药惟用小者，唐令已言之，故宋人每称“古之三升，今一升”，而间有系大量者，则往往注其下，谓用大斗、大升，合和之际，靡不分明矣。林亿等校《千金方》，其“凡例”称：今之止此书，当用三升为一升之制。然孙氏撰用前代经方者，一依其旧文，则其水率亦当详勘诸前代之制，而为之增损。林亿之言，盖约略论之而已。庞安常用古方，恣意减分，或增其水，其弊固出于不详陶氏所谓古秤矣。而昔人煮汤之法，至于赵宋时而一变，《圣惠方》言：凡煮汤，云用水一大盏者，约一升也；一中盏者，约五合也；一小盏者，约三合也。许叔微、陈无择、严子礼之辈，皆以盏为率，或云一建盏，建州盏，今有传者，而大小不一。本邦方书云“天目”者，乃建盏也。皆未详所谓一盏定是若干合也。降及元明，皆多因准此法，固不能如昔人经方之明言升斗而为之节度也矣。今一据狩谷望之《量考》，节录汉以来斛法之沿革，以俾后学有所稽考云。《汉书·律历志》、刘向《说苑》、孙子、《夏侯阳算经》等诸说不同，黍粟大小亦异，皆难依以起量矣。考王莽“嘉量铭”及《古算经》，皆曰：斛法，千六百二十寸。又以汉尺求之，则一斛者，今量之一斗一升零一勺七撮弱也。魏杜夔造斛，一仿周式，其斛则今量之一斗二升一合九勺五撮六四也。魏大司农斛，稍近汉量，其斛则今量之一斗一升二合七勺有奇。北魏之量，一倍于古量，故《左传·定公八年》“正义”云：魏齐斗称，于古二而为一。今以汉量倍之，则得今量二斗二升零三勺四撮弱，定为北魏之一斛矣。《隋志》称后魏孝文时一依《汉志》作斗尺，则知其量与汉量正同，然民间犹未普行焉。北齐之斛者，今量之一斗七升零一撮余。后周玉斗之一斛，则今量之一斗七升七合零六撮余；后周官斗之一斛，则今量之一斗零三合二勺三撮余。建德六年，作铁尺，同律度量，以颁天下。是时作量，盖当用铁尺，以作一千六百二十寸之斛，则其斛今量之一斗三升二合七勺有奇，是隋唐小量之所由来也。后复三倍此量，则《左传》“正义”所谓周隋斗升，于古三而为一者是也。其一斛者，则今量之三斗九升八合一勺一撮有奇也，是隋唐大量之所原也。则知大小二量并行，实创于后周焉，隋代遵用。迄大业三年，依复古斗，盖用建德量也。李唐之代，并行大小二量，然汤药之外，率用大量也。宋又从唐制，云：今斛，方尺，深一尺六寸二分。景祐四年，范镇上表。政和二年，诏量权衡以大晟乐尺为度，其量今不可详知矣。至南宋之末，以二千七百寸为一斛之积，则今量之四斗四升五合八勺七撮弱也。元时则以二千五百寸为一斛，则今五斗七升四合七勺一撮余。明量又依元制，成化铁斛之一石者，今量之五斗八升一合七勺五撮余。明·董谷《碧里杂存》：今官制，五斗为一斛，实当古斛之半也。《正字通》云：今制，五斗曰斛，十斗曰石。清康熙量，方八寸，深五寸，积三百二十寸，其一石，则今五斗九升零四勺三撮余也。

卷第十一

药分三品

陶隐居曰：上品药性，亦皆能遣疾，但其势力和厚，不为仓卒之效，然而岁月常服，必获大益，病既愈矣，命亦兼申，天道仁育，故云应天。中品药性，疗病之辞渐深，轻身之说稍薄，于服之者，祛患当速，而延龄为缓，故云应人。下品药性，专主攻击，毒烈之气，倾损中和，不可常服，疾愈即止，地体收杀，故云应地。《本草》黑字

按： 药分上中下，所以使人就三品之分，识无毒、有毒之辨，在临处之际易于择用，此神农已来本草之制，而唐宋以前莫敢或易者矣。事物浸繁，三品混糅，至李濒湖著《纲目》，惩创太过，物以类从，毅然破三品之例，而每部徒立子目。于是本草之学坏，古制几乎从祧，今所以表隐居之言，不厌其赘也。明·李时珍作《本草纲目》，其名已愚，仅取大观本，割裂旧文，妄加增驳，迷误后学．此孙季逑校定《神农本草经》序中语也。盖李书肆意改旧，强立条理，故学者眩惑，奉为圭皋，不知援据驳杂，诬妄不一。孙氏之言，切中其病，仍附注于此。

药性皆偏

缪仲淳曰：药石禀天地偏至之气者也，虽醇和浓懿，号称上药，然所禀既偏，所至必独。脱也用违其性之宜，则偏重之害，势所必至。故凡有益于阳虚者，必不利乎阴；有益于阴虚者，必不利乎阳。能治燥者，必不宜于湿；能治湿者，必不宜于燥。能破散者，不可以治虚；能收敛者，不可以治实。升不可以止升，降不可以疗降。寒有时而不宜于热，热有时而不宜于寒。古人，半夏有三禁，谓渴家、汗家、血家；仲景，呕家忌甘，酒家亦忌甘；王好古论肺热，忌人参之属。诸如此类，莫可胜数，苟昧斯旨，吉凶贸焉。人命至重，冥报难逃，医为司命，其可不深思详察也哉？《神农本草经疏》

张景岳曰：药以治病，因毒为能。所谓毒者，以气味之有偏也。盖气味之正者，谷食之属是也，所以养人之正气；气味之偏者，药饵之属是也，所以去人之邪气。其为故也，正以人之为病，病在阴阳偏胜耳。欲救其偏，则惟气味之偏者能之，正者不及也。如“五常政大论”曰：大毒治病，十去其六；常毒治病，十去其七；小毒治病，十去其八；无毒治病，十去其九。是凡可辟邪安正者，均可称为毒药，故曰毒药攻邪也。《类经》

按:《千金》载仲景曰：人体平和，唯须好将养，勿妄服药，药势偏有所助，令人脏气不平，易受外患。《养生要集》引同，见《医心方》。又，《唐书·裴潾传》载布衣张皋者上疏曰：高宗时，处士孙思邈达于养生，其言曰：人无故不应饵药，药有所偏助，则脏气为不平。推此论之，可谓达见至理。又，王启玄注“五常政大论”曰：无毒之药，性虽平和，久而多之，则气有偏胜。“至真要大论”曰：久而增气，物化之常也；气增而久，夭之由也。启玄注甚详，有“久服黄连、苦参而反热者，此其类也”之语。并二家所据也。又，《卫生宝鉴》有“无病服药辨”，洽引诸说，以征药性之偏，宜并考焉。“毒药”二字，古多连称，见《素问》及《周官》，即总括药饵之词。先君子《素问识》有详说，兹不繁引。如张戴人曰：凡药皆有毒也，非止大毒小毒谓之毒，虽甘草、苦参不可不谓之毒，久服必有偏胜。其言不能无疵矣。

又按: 程若水《医彀》曰：盖药有利有害，参芪归术，补气补血等药，利人处极多，亦有受其害者，不中病也；香燥苦寒，损气损血等药，害人处极多，亦有受其利者，适中病也。此说为是。盖医人能就每药知其所以害，则其所以利，必益了然。缪氏《经疏》，于各条下附有简误，其用心切矣。

草石之异

赵敬斋曰：“药”字从“草”，以草为乐也。按：此解殆僻。玉石之类，乃仙家之药，至于凡人，岂可轻服？草木之类，以汤煮之则烂，以火炙之则焦；汤液丸散，入于脾胃，可以易消，去疾病而养气血；若玉石坚硬，非椎则斧，则不可用，脾胃虚软，岂与之相便哉？又，草木之药，虽有大毒，可以解之，至于玉石之药，一发莫救。往时洪文安公，被人投矾石丸，礜石大热者，竟至精液枯竭而死，可不戒哉？《儒医精要》

按:《巢源》曰：有说者云：药性，草木则速发而易歇，土石则迟发而难歇也。《千金》曰：草药气力易尽，石性沉滞，独主胃中，“主”字似讹。故令数发。二说俱出其“解散论”中，而殆一言蔽之者已。又，朱丹溪《本草衍义补遗》曰：药则气之偏，可用于暂而不可久，夫石药又偏之甚者也。何柏斋《医学管见》，亦论金石之害曰：不得已而用，则煮取其汁可也，末而服之，则鲜不为害。何氏之见，几于畏葸。然仲景之用石药，配以米谷，则亦未可谓之无理矣。又，沈存中《梦溪笔谈》曰：凡人饮食及服药，既入肠，为真气所蒸，英精之气味，以至金石之精者，如细研硫黄、朱砂、乳石之类，凡能飞走融结者，皆随真气，洞达肌骨，犹如天地之气贯穿金石土木，曾无留碍；自余顽石草木，则但气味洞达耳云云。沈氏此言极傎，不知金石之所以损人，草木之所以益人，正在于此也。岐伯曰：石药之气悍。仓公曰：石之为药精悍。是可以鉴焉。

又按： 倪纯宇《本草汇言》曰：神农尝百草而定药，故其书曰《本草》，意必先以草为正，嗣后果、木、金、石、禽、鱼等类继之，故集中先列“草部”云云。此与敬斋之意相发矣。盖轻身延年之妄，汉人早有其辨。今《本草》以玉石为魁者，亦恐汉时方士之所为。而如丹砂之寒凉，硝石朴硝之快利，而列之上品；水银之险毒，而列之中品之类，实非医家之旨矣。岐伯论中古之治病，则特举汤液与草苏、草荄之枝；而仲景之方，草类最多，则医药之于玉石，须处之第二流也必矣。《本草》盖为汉方士所汩者也。《汉书·郊祀志》称：成帝初即位，丞相衡、御史大夫谭奏言郊祀。明年，衡、谭复条奏中有云：候神方士使者副佐、本草待诏七十余人，皆归家。颜师古曰：本草待诏，谓以方药本草而待诏者。据此，则汉之本草为长生久视，而非养正攻邪之用矣。且平帝之时，政自莽出，莽好神仙事，则所召通知本草者，其为方士，亦可知矣。补注叙，于“平帝纪”及“楼护传”捡出“本草”字，而反不引“郊祀志”之最裨考证者，故附注于此。

气　味

辛甘发散为阳，酸苦涌泄为阴，咸味涌泄为阴，淡味渗泄为阳。六者，或收或散，或缓或急，或燥或润，或软或坚，以所利而行之，调其气，使其平也。“至真要大论”

按： 此言阴阳，本之“阴阳应象大论”；而药有阴阳配合，出于《本草经》。药石者，有阴阳水火之齐，出于《史记·仓公传》。又，“六者，或收云云”，亦本之“脏气法时论”，而增“或燥或润”；且经文“或急”二字，《太素》所无，明是衍文，撰伪经者，盖不能辨也。

王启玄曰：辛散、酸收、甘缓、苦坚、咸软，此五者，皆自然之气也。

然辛味、苦味匪惟坚散而已，辛亦能润能散，苦亦能燥能泄，故上文曰：脾苦湿，急食苦以燥之；肺苦气上逆，急食苦以泄之。则其谓苦之燥泄也。又曰：肾苦燥，急食辛以润之。则其谓辛之濡润也。《素问》次注

寇宗奭曰：夫天地既判，生万物者，惟五气尔。五气定物，则五味生，五味生则千变万化，至于不可穷已，故曰：生物者气也，成之者味也。以奇生，则成而偶；以偶生，则成而奇。寒气坚，故其味可用以软；热气软，故其味可用以坚。风气散，故其味可用以收；燥气收，故其味可用以散。土者，冲气之所生，冲气则无所不和，故其味可用以缓。气坚则壮，故苦可以养气；脉软则和，故咸可以养脉；骨收则强，故酸可以养骨；筋散则不挛，故辛可以养筋；肉缓则不壅，故甘可以养肉。坚之而后可以软，收之而后可以散。欲缓则用甘，不欲则弗用。用之不可太过，太过亦病矣。古之养生治疾者，必先通乎此。不通乎此，而能已人之疾者，盖寡矣。《本草衍义》

李东垣曰：辛能散结润燥，苦能燥湿坚软，咸能软坚，酸能收缓收散，甘能缓急，淡能利窍。《用药法象》

王海藏曰：药味之辛甘酸苦咸，味也；寒热温凉，气也。味则五，气则四。五味之中，每一味各有四气，有使气者，有使味者，有气味俱使者，有先使气后使味者，有先使味后使气者，所用之不一也。有一药而一味者，或三味者，或一气者，或二气者，不可一途而取也。辛散也，其行之也横；甘缓也，其行之也上；苦泄也，其行之也下；酸收也，其性缩；咸耎也，其性舒。上下舒缩横之不同如此，合而用之，其变用不同，何以然？鼓掌成声，沃火成沸，二物相合，象在其间也。七情相制，四气相和，其变可轻用为哉？《伊尹汤液广为大法》〇按：原文稍繁，此系节录。《景岳全书》稍加润色，今括于后。

缪仲淳曰：夫物之生也，必禀乎天；其成也，必资乎地。天布令，主发生，寒热温凉，四时之气行焉，阳也；地凝质，主成物，酸苦甘咸甘淡，五行之味滋焉，阴也。故知微寒微温者，春之气也；大温热者，夏之气也；大热者，长夏之气也；凉者，秋之气也；大寒者，冬之气也。凡言微寒者，禀春之气以生，春气升而生；言大热者，感长夏之气以生，长夏之气化；言平者，感秋之气以生，平即凉也，秋气降而收；言大寒者，感冬之气以生，冬气沉而藏。此物之气，得乎天者也。天一生水，地六成之；地二生火，天七成之；天三生木，地八成之；地四生金，天九成之；天五生土，地十成之。水曰润下，润下作咸；火曰炎上，炎上作苦；木曰曲直，曲直作酸；金曰从革，从革作辛；土爰稼穑，稼穑作甘。本乎天者亲上，本乎地者亲下。气味

多少，各言其类也。凡言酸者，得木之气；言辛者，得金之气；言咸者，得水之气；言苦者，得火之气；言甘者，得土之气。惟土也，寄旺于四季，生成之数皆五，故其气平，其味甘而淡，其性和而无毒，土德冲和，感而类之，莫或不然，固万物之所出，亦万物之所入乎，此物之味资乎地者也。气之毒者必热，味之毒者必辛，炎黄言味而不加气、性者，何也？盖古文尚简，故止言味，物有味必有气，有气斯有性，自然之道也。气味生成，原本乎是，知其所自，则思过半矣。《本草经疏》

又曰：药有五味，中涵四气，因气味而成其性。合气与味及性而论，其为差别，本自多途，其间厚薄多少，单用互兼，各各不同，良难究竟，是故经曰：五味之变，不可胜穷。此方剂之本也。阴阳二象，实为之纲纪焉。咸味本水，苦味本火，酸味本木，甘味本土，辛味本金，此五味之常也。及其变也，有神明之用焉。今姑陈其略以明之，第准经文。同一苦寒也，黄芩则燥，天冬则润；芦荟能消，黄柏能补；黄连止泻，大黄下通；柴胡苦寒而升，龙胆苦寒而降。同一咸也，泽泻则泻，苁蓉则补；海藻、昆布则消而软坚，马茎、鹿茸则补而生齿。同一酸也，硫黄味酸而热，空青味酸而寒；甘合辛而发散为阳，甘合酸而收敛为阴；人参、黄芪，阳也，甘温以除大热；地黄、五味，阴也，甘酸以敛阴精。聊采数端，引以为例，如是之类，难可枚举，良由气味互兼，性质各异，参合多少，制用全殊，所以穷五味之变，明药物之能，厥有旨哉？顾其用纷错，其道渊微，可以意知，难以言尽，非由妙悟则物不从心，固将拯烝民于夭枉，宜寤寐乎兹篇。同上

张景岳曰：气味有阴阳，阴者降，阳者升；阴者静，阳者动；阴者柔，阳者刚；阴者怯，阳者勇；阴主精，阳主气。其于善恶、喜恶，皆有妙用，不可不察。气味之升降，升者浮而散，降者沉而利；宜升者勿降，宜降者勿升。气味之动静，静者守而动者走，走者可行，守者可安。气味之刚柔，柔者纯而缓，刚者躁而急；纯者可和，躁者可劫；非刚不足以去暴，非柔不足以济刚。气味之勇怯，勇者直达病所，可赖出奇；怯者用以周全，藉其平妥。气味之主气者，有能为精之母；主精者，有能为气之根。或阴中之阳者，能动血中之气；或阳中之阴者，能顾气中之精。气味有善恶，善者赋性驯良，尽堪择用；恶者气味残狠，何必近之？气味有喜恶，有素性之喜恶，有一时之喜恶。喜者相宜，取效尤易；恶者见忌，不必强投。《全书》

又曰：辛主散，其行也横，故能解表；甘主缓，其行也上，故能补中；苦主泻，其行也下，故可去实；酸主收，其性也敛，故可治泄；淡主渗，其

性也利，故可分清；咸主软，其性也沉，故可导滞。用纯气者，用其动而能行；用纯味者，用其静而能守；有气味兼用者，和合之妙，贵乎相成。同上

按：《周官·疡医》曰：凡药，以酸养骨，以辛养筋，以咸养脉，以苦养气，以甘养肉，以滑养窍。此与医经之旨稍异。又，《褚氏遗书》曰：酸通骨，甘解毒，苦去热，咸导下，辛发滞。亦自一义。

又按：海藏又曰：《本草》只言辛咸苦酸，不言淡。如何是味淡？李濒湖曰：淡附于甘。徐洄溪曰：土本无味也，无味即为淡。淡者，五味之所从出，即土之正味也，故味之淡者皆属土。徐说是。考《灵枢·九针》篇曰：淡入甘。杨上善《太素》注曰：五味各入其脏，甘味二种，甘与淡也。谷入于胃，变为甘味，未成曰淡，属其在于胃；已成为甘，走入于脾也。《圣济经》亦论五味生于土而本于淡，及甘甚则反淡，并可以征矣。又，陈氏《别说》曰：有诸淡利九窍之理，见“藿香”条。

又按：味又有涩，何首乌，味苦涩，微温；羊蹄实，味苦涩，平；石衣，涩，冷；榼藤子，味涩；金樱子，味酸涩，平；自然铜，食之苦涩者是真之类是也。又，龙胆，味苦寒。政和本作“味苦涩”有滑。《周官》所言是也。又，紫葛，味苦滑，冷。苎根，味甘滑，冷。洄溪曰：矾石味涩，而云酸者，盖五味中无涩，涩则酸之变味，涩味收涩，亦与酸同。如五色中之紫，即红之变色也。又曰：药之味涩者绝少，龙胆之功皆在于涩。涩者，酸辛之变味，兼金木之性者也。此说并是。又有莶，“芋”条，陶隐居曰：生则有毒，签不可食。注：音“枚”。《政和本草》作“莶”。又，《日华子》于半夏曰：味咸辛。于牵牛子曰：味苦莶。于茜根曰：味咸。“癥”，亦“莶”讹。先兄绍翁曰：源顺《和名钞》引掌禹锡《食经》云：茄子，味甘醶。注：唐韵，力減反，醶味也。醶，音初減反，酢味也。俗语云惠久之，盖俗语于义为妥。大抵微毒戟人咽喉者也。

又按：经不举“气”“性”字，缪说宜从。王安道《溯洄集》曰：经于诸药名下，不著“气”“性”等字，独以“味”字冠之者，由药入口，惟味为先故也。亦是。寇宗奭曰：“序例”：药有酸咸甘苦辛五味，寒热温凉四气。今详之，凡称气者，即是香臭之气；其寒热温凉，则是药之性。“气”字恐后世误书，当改为“性”字，则于义方允。李濒湖载此说，以为与《礼记》文合。愚谓寒药温凉，四时之气也。然则药之寒热温凉，指之以气，固无不可，况经文未曾及气臭。盖《圣济经》论气臭自有已疾之用，寇氏徽宗时人，故遵其说也。

又按：海藏又曰：《本草》只言温、大温，热、大热，寒、大寒、微寒，平，小毒、大毒，有毒、无毒，不言凉。如何是气凉？濒湖曰：微寒即

凉也。今考“凉”字，特日华子、陈藏器用之，又有称冷，盖亦寒也。平，则“序例”中不言，岂以平即四气之最缓和者乎？王启玄“五常政大论”注曰：上品、中品、下品，无毒药，悉谓之平。又，《唐六典·尚药奉御》云：凡合药，宜用一君三臣九佐，方家之大经也，必辨其五味、三性、七情，然后为和剂之节。又云：三性，谓寒、温、平。又，《元和纪用经》曰：五等之□寒次冷。冷，大寒也，寒然后凉，凉然后小温，小温然后温，温之甚曰和，和甚曰小热，小热甚则热矣。又有性涩，见“侧柏叶”“枫柳皮”条，可疑。

又按：李念莪《医宗必读》亦以药性配四时之气，颇为约当，宜参阅。考《周官·食医》曰：凡食齐视春时，羹齐视夏时，酱齐视秋时，饮齐视冬时。注曰：饭宜温，羹宜热，酱宜凉，饮宜寒。疏曰：视，犹比也。然则药食之理一也。

又按：徐洄溪曰：凡味厚之药主守，气厚之药主散。此说似是，然与《素问》之旨有差。陈氏《别说》于“桂”条曰：厚实气味重者，宜入治脏及下焦药；轻薄者，宜入治头目发散药。乃与徐意同。徐又曰：凡药之寒热温凉，有归气分者，有归血分者，大抵气胜者治气，味胜者治血，即“温之以气，补之以味”之义。徐又曰：人身有气中之阳，有血中之阳。气中之阳，走而不守；血中之阳，守而不走。凡药之气胜者，往往补气中之阳；质胜者，往往补血中之阳。如附子暖血，肉桂暖气，一定之理也。然气之阳胜则能动血，血之阳胜则能益气，又相因之理也。桂，气分药也，而其验则见于血，其义不晓然乎？此说亦佳。

又按：洄溪曰：凡有毒之药，性寒者少，性热者多。寒性和缓，热性峻速，入于血气之中，刚暴驳烈，性发不支，脏腑娇柔之物，岂能无害？故须审慎之。但热之有毒者速而易见，而寒之有毒者缓而难察，尤所当慎也。斯言足补缪氏之未逮。

药性生成本原

陈月朋曰：形金、木、火、土，真、假、色青、赤、黄、白、黑，深、浅、性寒、湿、温、凉、平，急、缓、味辛、酸、咸、苦、甘，厚、薄、体虚、实，轻、重，平，枯，涩，轻、枯、虚、薄、缓、浅、假，宜治上；重、润、实、厚、急、深、真，宜治下。其中平者宜治中，余随脏气所宜处方。《本草蒙筌》

徐洄溪曰：凡药之用，或取其气，或取其味，或取其色，或取其形，或取其质，或取其性情，或取其所生之时，或取其所成之地，各以其所偏胜，而即资之疗疾，故能补偏救弊，调和脏腑。深求其理，可自得之。《神农本草百种录》

按：月朋说犹欠切实，姑存之。盖《百种录》每品分气、味、形、色为解，多所发明。其“丹砂”条曰：甘言味，寒言性，何以不言色与气？盖入口则知其味，入腹则知其性；若色与气，则在下文主治之中，可推而知之也。盖隅反之言也。又，王损庵《伤寒准绳》、汪讱庵《本草备要》所论，与徐说相近，然似过凿，今亦存之。王曰：辨其味，察其气，观其色，考其以何时苗，以何时花，以何时实，以何时萎，则知其禀何气而生，凡见某病为何气不足，则可以此疗之矣。汪曰：医之为物，各有形、性、气、质，其入诸经，有因形相类者如连翘似心而入心，荔枝核似睾丸而入肾之类，有因性相从者，如属木者入肝，属水者入肾；润者走血分，燥者入气分；本天者亲上，本地者亲下之类。有因气相求者，如气香入脾，气焦入心之类有因质相同者，如药之头入头，干入身，枝入肢，皮行皮；又如红花、苏木汁似血而入血之类。自然之理，可以意得也。《侣山堂类辨》有“药性形名论”，盖是汪氏之所依据，文繁不录。又，贾九如《药品化义》，本于陈氏，立辨药八法曰：曰体燥、润，轻、重，滑、腻，干，曰色青、红、黄、白、黑、紫、苍，曰气膻、臊、香、腥、臭，雄、和，曰味酸、苦、甘、辛、咸、淡、涩，此四者，乃天地产物生成之法象，必先辨明以备参订；曰形阴、阳，木、火、土、金、水，曰性，寒、热、温、凉，清、浊，平曰能升、降，浮、沉，定、走，破，曰力，宣、通、补、泻、渗、敛、散此四者，藉医人格物推测之义理，而后区别以印生成是也。最觉冗杂。

又按：古之论药，特言气味，而后世踵事加精，以论生成本原，其理亦不可易。然诸说不一，难得适从。今更加详酌，窃为之辨曰：药之所以有寒热温凉，与有毒、无毒之性，皆莫不本于气、味、形、色。此“气”字与经文气味之气不同。所谓气者，气臭是已。虽香、焦、腥、臊、腐五气之分，大抵药之取用，芳香与荤臭二者能有所归矣。芥归鼻，蓼叶归舌，葱实归目，薤归于骨，韭归心，葫归五脏，蒜归脾肾。并出“菜部”黑字。所谓形者，形质是也。重能镇坠，而轻者不必上行；润能滋液，而枯者不必燥湿矣。如五色，则尤多不可拘者，然五脏相适，或有不可诬者，更有如黑能止血之类。盖五味之用，为最多焉。要之，何物不具存气、味、形、色？但其所长，有在气者，有在味者，有在形者，有在色者。如沉、麝之于气，甘、枣之于味，铅丹、铁粉之于形，红花、苏木之于色是也。有所在不一者，如桂枝之温中发表，在味与气；地黄之补血填精，在味与质之类是也。且味有厚薄，气有和烈，而气、味、形、色相兼不均。所谓同一热药，而附子之热与干姜之热迥乎不同；同一寒药，而石膏之寒与黄连之寒迥乎不同者，未始不本于此理。此乃百药所以各异其用也。

又按：陈鹤溪《三因方》论药有功能、气味、性用，其说不确，姑摘录于此，曰：敷和、彰显、溽蒸、清洁、凄沧者，五气之德也；安魂、育神、益气、定魄、守志者，百药之功也；生荣、蕃茂、丰备、紧敛、清谧者，五气之化也；通润、悦怿、轻身、润泽、益精者，百药之能也；舒启、明曜、安静、劲切、凝肃者，五气之政也；开明、利脉、滑肤、坚肌、强骨者，百药之气也；风、热、湿、燥、寒者，五气之令也；酸、苦、甘、辛、咸者，百药之味也。顾兹气运与万物，虽种种不齐，其如成象效法，无相夺伦，一一主对，若合符契。至于胜复盛衰，不能相多；往来升降，不能相无。故各从其动而兴，灾变亦不相加也，于是有振发、销铄、骤注、肃杀、凛冽者，五气之变也；在药则有收敛、干焦、甜缓、敛涩、滋滑者，百药之性也。散落、燔焫、霜溃、苍陨、冰雪者，五气之眚也；在药则有衄衊、溢汗、呕吐、涎涌、泄利者，百药之用也。德化者气之祥，功能者药之良；政令者气之章，气味者药之芳。又，朱丹溪《格致余论》论药之命名，以色、形、气、质、味、能、时，以其非处治之要，兹不采入。

药性专长

徐洄溪曰：凡药性有专长，此在可解不可解之间。虽圣人，亦必试验而后知之。如菟丝之去面䵟，亦其一端也。以其辛散耶？则辛散之药甚多。以其滑泽耶？则滑泽之物亦甚多。何以他药皆不能去，而独菟丝能之？盖物之生，各得天地一偏之气，故其性自有相制之理，但显于形、质、气、味者，可以推测而知；其深藏于性中者，不可以常理求也。故古人有单方及秘方，往往以一二种药治一病而得奇中，及视其方，皆不若经方之必有经络、奇偶、配合之道，而效反神速者，皆得其药之专能也。药中如此者极多，可以类推。《本草百种录》

按：药之专长，显于形、质、气、味者，如茵陈之治黄，香薷之治暍之类是也。程云来《金匮直解》曰：意不尽言，言不尽意者，药性也。顾焉文《本草汇笺》曰：药之治病，尝有不可解者，原不必强解之，阙之可也。并与洄溪之意符矣。洄溪又曰：凡物，精华所结者，皆得天地清粹之气以成，而秽浊不正之气不得干之，故皆有解毒之功；其非精华所结，而亦能解毒者，则必物性之相制，或以毒攻毒也。此说亦当，仍附之。

一药兼主

陶隐居曰：药性，一物兼主十余病者，取其偏长为本。《本草》黑字

按：一物固不宜有数性，斯语片言居要，故王海藏既表章之，更据《唐本草》“序例”考之，则其意若谓：药有偏于治中风者，有偏于治伤寒者，各有所偏主，触类长之，以主十余病。然病虽一而其证不均，倘啻云治某病，则浅学无所下手，殆为不便变通，故隐居又曰：药之所主，止说病之一名，假令中风，乃有数十种，伤寒证候亦有二十余条。更复就中求其体例，大体归其始终，以本性为根宗。由是观之，药之为物，气味相藉，必有一定不移之本性，于是其功乃有偏长，扩而充之，则兼主十余病，其理昭然矣。惟每药之下，白字、黑字俱蕴其秘，岂古人识识相因，故叙事约雅，意在言外者乎？如麻黄苦温，其功发阳，故能治邪气表壅，亦能治肺冷喘咳，亦能治水湿外实；黄芪甘温，其功托阳，故能治虚劳不足，亦能治痈疽脓溃，亦能治湿邪黏滞之类。其所主虽多端，要其指归则一，盖配合之宜，转辗活用，皆本于一定之本性而已。仲景用药，理必如此；古本草之旨，亦复不外乎此矣。先兄绍翁有见于斯，深究古圣之微意，著《药雅》一书，以阐扬兼主之秘，为后学变通之法门，惜其稿未完而没，愚有志补续不能也。苏东坡“书《篆髓》后”曰：余尝论学者之有《说文》，如医之有《本草》，虽草、木、金、石各有本性，而医者用之，所配不同，则寒温补泻之效，随用各别。可谓知言矣。

又按：《圣济经》曰：物各有性，性各有材，材各有用。圣人穷天地之妙，通万物之理，其于命药，不特察草石之寒温，顺阴阳之常性而已，以谓物之性有尽也，制而用之，将使之无穷；物之用有穷也，变而通之，将使之无穷。夫惟性无尽，用无穷，故施于品剂，以佐佑斯民，其功用亦不一而足也。吴氏注曰：温凉寒热，物之性也，可以祛邪御疾，性之材也；因其材而施于治疗之际，材之用也。此说于兼主之义，亦足互发。《圣济》又曰：有因其性而为用者，有因其用而为使者，有因其所胜而为制者，其类不同，然通之皆有权，用之皆有法也。亦系得理之言。更举诸僻药，以示其例，今不具录。

功用大体

陈藏器曰：药有宣、通、补、泄、轻、重、涩、滑、燥、湿，此十种者，是药之大体，而《本经》都不言之，后人亦所未述，遂令调和汤丸有昧于此者。至如宣可去壅，即姜、橘之属是也；通可去滞，即通草、防己之属是也；补可去弱，即人参、羊肉之属是也；泄可去闭，即葶苈、大黄之属是也；轻可去实，即麻黄、葛根之属是也；重可去怯，即磁石、铁粉之属是也；涩可去脱，即牡蛎、龙骨之属是也；滑可去著，即冬葵、榆皮之属是也；燥可去湿，即桑白皮、赤小豆之属是也；湿可去枯，即紫石英、白石英之属是也。只如此体，皆有所属，凡用药者，审而详之，则靡所遗失矣。《本草》掌禹锡等引《本草拾遗》。〇按：禹锡等曰：谨按徐之才《药对》、孙思邈《千金方》、陈藏器《本草拾遗》“序例”如后。而其首节，《千金方》论处方，引《药对》；第二节至第九节，即《千金》文；仍知第十节说药之大体，第十一节论五方之气，即是陈氏之言，无可复疑。寇氏引为陶隐居，误不待辨。至《本草纲目》，则以首节为《拾遗》，以第十节为《药对》，其失在不检《千金》。近世诸家一踵《纲目》之陋，称以“徐之才十剂”，仍附订于此。

按：陈氏所说，乃药之大体，而不是合和之义，故列于斯。至《圣济经》添以“剂”字，而成聊摄《明理论》称为“十剂”，河间、戴人并宗其义，于是“七方十剂”，遂印定后人眼目矣。然诸家所演，亦概不外于功用，故并附载之，从其朔也。

又按：李濒湖曰：“去闭”当作“去实”，“去实”当作“去闭”。此说不必。又曰：“湿”当作“润”。又以石英为润药，则偏矣。古人以服石为滋补，故尔为是。今更审之。通剂、滑剂、燥剂，俱是利水一途，而分之为三，未详其意。涌吐一法，别无其目，河间隶之宣剂，然与姜、橘之属性类殊异。此他，犹有可议者。要之，陈氏之言本不足为典型，而后人遵守，或补续之，或回护之，无敢置辨者，未知其果何意也？

吴禔曰：五脏之气，欲通而不闭也，故郁而不散则为壅，壅得宣而发，故必宣剂以散之，如痞满之类是也。胃满则肠虚，肠满则胃虚，更满更虚，是为平气。痞满不通，则其气无自而升降矣，宣剂以散之，岂不宜哉？五脏之气，欲运而不止也，故留而不行则为滞，滞得通而达，故必通利以行之，如水病、痰癖之类是也。水生于肾，病流于体；痰因于饮，癖聚于胃。水病、痰癖，则其气无自而流转矣，通剂以行之，岂不宜哉？气弱而不胜其食饮，形羸而不见其充盈，若此之类，不足为弱也，必补剂以扶之，则不足者壮矣。支满膈塞，腹为䐜胀，浮涩相搏为脾约，若此之类，有余为闭也，必泄剂以逐之，则有余者却矣。实则气壅者，外闭而中满，如汗不发而腠密，入风客于玄府也，邪气胜而中蕴，五气伤而淫胜也。若此者，轻剂以扬之，则实者泄矣。怯则气浮者，本虚而未盛，如神失守而惊悸，则心不持而恐惧乘之，气上厥而瘨疾，则阳不降而首疾作矣。若此者，重剂以镇之，则怯者宁矣。滑则气脱者，内耗而外越，如开肠洞泄，则风伤于肠胃；便溺遗失，则肠虚而不制。若此者，涩剂以收之，则滑者止矣。涩则气著者，其气附而不散，如乳难而不下，内秘而不通。若此者，滑剂以利之，则涩者决矣。湿生土，土生脾，湿渍于脏，气浮于四肢，腹大而体重，津竭而少气，是为湿气淫胜，肿满脾湿之病。若此者，治以燥剂，所以除其湿也。或从汗出，或从呕吐，或消渴水道数利，或便难驮药数下，是为津耗为枯，五脏痿弱，营卫涸流之病。若此者，治以湿剂，所以润其燥也。凡此十者，治病之成法也。举此成法，变而通之，所以为治病之要。以此为要，则推而广之，以致其详，万举万当之剂也。《圣济经》注

按：十剂，诸说颇繁，前卷间摘入之。吴氏此说，为河间所据，而殆得其要，仍拈于此。又，陈远公《本草新编》亦有详论，沈芊绿著《要药分剂》十卷，以十剂分类，强以诸药排列。

又按：寇宗奭补寒热二剂，曰：如寒可去热，大黄、朴硝之属是也；如热可去寒，附子、桂之属是也。缪仲淳增升降二剂，曰：寒热二剂，摄在补泻，义不重。升降者，治法之大机也。经曰：高者抑之，即降之义也；下者举之，即升之义也。而陈远公则并二家辨驳之，极为郑重。沈芊绿亦曰：十剂中，如宣、轻则兼有升义，泻、滑则兼有降义，且诸药性，非升即降，或可升可降，或升多降少，或升少降多，别无不升不降，专为宣通等性者，则“升降”二字可以概群药，不得另立二门，次于十剂后云云。考王启玄曰：高者抑之，制其胜也；下者举之，济其弱也。然则下泄镇坠及降气之法，皆可谓之抑也；阳气虚陷不振者，与以调补，而使其腾发者，即是举之也。此外，何自有升降者耶？且升降之说，古典所未言，实蓝本于洁古；而如云每药必有升降，则尤不免牵凑。盖缪氏之增，沈氏之辨，亦均非通论也。又，徐思鹤增为二十四剂既载于第三卷，贾九如《药品化义》、景三阳《嵩崖尊生书》并有添立八剂，寒可去热，热可去寒，雄可表散，锐可下行，和可安中，缓可制急，平可主养，静可制动是也。可谓赘设矣。

又按： 王中阳《养生主论》曰：大抵百药之性不出温凉寒热，药体则不过浮沉涩滑，在人用之如何耳。医之为义，上焦之病，宜沉而降之；中焦之病，或升而发之。故滑者涩之，涩者滑之。此自一家言，姑附存之。

引经报使之谬

赵敬斋曰：药之功效，有治病之多者，有治病之少者。《汤液集要》分某药为太阴经药，某药为少阴经药，层见而叠出。且如黄柏、人参，皆言五脏；川牛膝、鼠粘子皆助十二经，如此治病之多者，不可数计。若拘系经脉，分定阴阳，则治一而不能治二，治此而不能治彼，刻舟胶柱，全无变通，又岂能治人之病哉？《儒医精要》

徐洄溪曰：盖人之气血，无所不通，而药性之寒热温凉、有毒无毒，其性亦一定不移；入于人身，其功能亦无所不到，岂有其药止入某经之理？即如参、芪之类，无所不补；砒、鸩之类，无所不毒，并不专于一处也。所以古人有现成通治之方，如紫金锭、至宝丹之类，所治之病甚多，皆有奇效。盖通气者，无气不通；解毒者，无毒不解；消痰者，无痰不消，其中不过略有专宜耳。至张洁古辈，则每药注定云独入某经，皆属附会之谈，不足征也。《源流论》

按： 古之治病，或本之经络。然经络者，五脏六腑之气所以周流于外，故治病之在某经某络者，必治各脏各腑而自已，况于病不必专属一经一络乎？此所以药之不可分经络，而古本草之不敢言及也。盖引经报使之说出，而本草之学自此大变，如李濒湖，其释性用，颇为精审，而习闻所囿，不能脱其窠臼，学者不无遗憾焉。敬斋之辨，稍属暧昧，而洄溪则断然以为附会之谈，何其识见之卓也。

药宜精择

陶隐居曰：众医都不识药，惟听市人；市人又不辨究，皆委采送之家；采送之家，传习造作，真伪、好恶，并皆莫测。所以钟乳醋煮令白，细辛水渍使直，黄芪蜜蒸为甜，当归酒洒取润，螵蛸胶著桑枝，蜈蚣朱足令赤，诸如此等，皆非事实，俗用既久，转以成法，非复可改，未如之何。《本草》黑字

罗谦甫曰：至元庚辰六月中，许伯威五旬有四，中气本弱，病伤寒八九日，医者见其热甚，以凉剂下之，又食梨三四枚，伤脾胃，四肢冷时昏愦。

请予治之，诊其脉动而中止，有时自还，乃结脉也；亦心动悸，吃噫不绝，色青黄，精神减少，目不欲开，蜷卧恶人语，予以炙甘草汤治之。成无己曰：补可去弱。人参、大枣，甘补不足之气。桂枝、生姜，辛益正气。五脏痿弱，营卫涸流，湿以润之。按：《汤液本草》作“湿剂所以润之”。麻仁、阿胶、麦门冬、地黄之甘，润经益血，复脉通心。加桂枝、人参，急扶正气。减生地黄，恐损阳气。锉一两，按：《汤液本草》，“一两剂”。服之不效。予再思脉病对，莫非药陈腐而不效乎？再于市铺，选尝气味厚者，再煎服之，其病减半，再服而愈。凡药，昆虫草木，生之有地；根叶花实，采之有时。失其地性味少异，失其时气味不全；又况新陈不同，精粗不等。倘不择用，用之不效，医之过也。《内经》云：司岁备物，气味之专精也。修合之际，宜加意焉。《卫生宝鉴》○按：此按或引为东垣。然至元庚辰在东垣去世之后，仍知其误。

按：经有阴干、暴干，采造时月，生熟，土地所出，真伪、陈新，并各有法，而隐居所演，其说甚详。所括此语，当今医人亦皆蹈其弊，岂何可不加思乎？谦甫治验，实后学之龟鉴，故同学王海藏既举之《汤液本事》，其确可知矣。如六陈之说，及云大黄、木贼、荆芥、芫花之类亦宜陈久者，姑阙其疑已。

孙真人曰：古之医者，自解采取，阴干、曝干，皆悉如法，用药必依土地，所以治十得九。今之医者，但以诊脉处方，不委采药时节，至于出处土地、新陈虚实，一皆不悉，所以治十不得五六者，实由于此。《千金方》

按：此说原于徐之才。亦出《千金》采药时月，陶隐居有说，而沈存中《梦溪笔谈》谓为未当，文繁不录，宜相照看。

又按：李濒湖于“香附子”条曰：此乃近时日用要药，而陶氏不识，诸注亦略，乃知古今药物，兴废不同如此。则《本草》诸药，亦不可以今之不识，便废弃不收，安知异时不为要药如香附子者乎？此说良是。然药之后出者固多，而日用要药如香附子者，不过仅仅数种。近人有好用僻药奇品者，盖在琐末小疾，则或用得效；至内外伤大患，则白字、黑字诸药，既已尽之。苟徒从事于难得之草石，难知之虫鱼，吾恐其误生命者不鲜矣。

药品生熟

傅复慧曰：药之生熟，补泻在焉；剂之补泻，利害存焉。盖生者，性悍而味重，其功也急，其性也刚，主乎泻；熟者，性淳而味轻，其功也缓，其性也柔，主乎补。补泻一差，毫厘千里，则药之利人、害人，判然明矣。如补药之用制熟者，欲得其醇厚，所以成其资助之功；泻药制熟者，欲去其悍烈，所以成其攻伐之力。用生、用熟，各有其宜，实取其补泻得中，毋损于正气耳，岂为悦听美观而已哉？何今之庸医，专以生药饵人？夫药宜熟而用生，生则性烈，脏腑清纯中和之气，服之宁无损伤？故药生则性泻，性泻则耗损正气，宜熟岂可用生？又有以生药为嫌，专尚炮制称奇。夫药宜生而用熟，熟则其性缓，脏腑郁滞不正之气，服之难以驱逐，故药熟则性缓，性缓则难攻邪气，宜生岂可用熟？《审视瑶函》

按：此说稍得当。盖仲景于附子，治表用熟，治里用生，即是悍淳、缓急之别，而非以补泻分者。如大黄酒洗者，即因以添力也，然则生熟之用，其辨不一，宜仔细玩索焉。韩飞霞《医通》曰：标病攻击，置生料，气全力强；本病服饵，宜制炼，调剂大成。此傅氏所本，而似为概论。

制　药

徐洄溪曰：制药之法，古方甚少，而最详于宋之雷敩。后世制药之法，日多一日，内中亦有至无理者，固不可从；若其微妙之处，实有精义存焉。凡物气厚力大者，无有不偏，偏则有利必有害，欲取其利而去其害，则用法以制之，则药性之偏者醇矣。其制之义，又各不同，或以相反为制，或以相资为制，或以相恶为制，或以相畏为制，或以相喜为制；而制法又复不同，或制其形，或制其性，或制其味，或制其质，此皆巧于用药之法也。古方制药无多，其立方之法，配合气性，而桂枝汤中用白芍，亦即有相制之理，故不必每药制之也。若后世好奇炫异之人，心求贵重怪僻之物，其制法大费工本，以神其说。此乃好奇尚异之人，造作以欺诳富贵人之法，不足凭也。惟平和而有理者，为可从耳。《源流论》○按：芍药，古无赤、白之辨。洄溪白芍之说，非是。

陈月朋曰：凡药制造，贵在适中，不及则功效难求，太过则气味反失。火制四，有煅，有炮，有炙，有炒之不同；水制三，或渍，或泡，或洗之弗等；水火共制造者，若蒸若煮而有二焉，余外制虽多端，总不离此二者。匪故巧弄，各有意存。酒制升提，姜制发散；入盐走肾脏，仍仗软坚；用醋注肝经，且资住痛；童便制，除劣性，降下；米泔制，去燥性，和中；乳制，滋润回枯，助生阴血；蜜制，甘缓难化，增益元阳；陈壁土制，窃真气，骤补中焦；麦麸皮制，抑酷性，勿伤上膈；乌豆汤、甘草汤渍曝，并解毒，致

令平和；羊酥油、猪酥油涂烧，咸渗骨，容易脆断；有剜去瓤，免胀；有抽去心，除烦。大概具陈，初学熟玩。《本草蒙筌》

按：《玉函经》曰：凡草木有根、茎、枝、叶、皮、毛、花、实，诸石有软、硬、消、走，诸虫有毛、羽、甲、角、头、尾、骨、足之属。有须烧炼炮炙，生熟有定，一如后方，顺方是福，逆之者殃。又或需皮去肉，或去皮需肉，或需根去茎，又需花需实，依方拣采治削，极令净洁，然后升合秤两，勿令参差。又，《千金方》论市上雇人捣合之弊曰：尘埃秽气入药中，罗筛粗恶，随风飘扬，众口尝之，众鼻嗅之，药之精气一切都尽，与朽木不殊。并是合和之总诀，而“序例”所举修治诸说，皆絜剂之要领也。如《雷公炮炙》，多系烦琐，适用不便。又，宋人方书，如《鸡峰普济方》《本事方》《十便良方》之类，间载炮制之法，学者宜参互考究焉。

又按：制药字面，如㕮咀，陶隐居所谓，皆细切之，较略令如㕮咀者是也。先兄绍翁曰：㕮，“哺”，古文同，犹“父”与“甫”通。许氏《说文》云：哺，咀也；咀，含味也。而无㕮字。此说与段若膺《说文》注相符矣。仲景乡语，云“炒”作“熬”，是刘河间说。见《宣明论》。栎荫府君以为本于扬雄《方言》。又，《备预百要方》“修合法”所举，其说稍详，曰：炮者，置药于煻灰中，转转令微拆而用；或以湿纸裹，入塘灰令热通而用。炒者，置药于器中，火上热，令香气出，或令色黄或焦黑。熬者。置药于器中，用小水逼干于火上，或令色黄，或至赤黑。煨者，用生药入火煨之，亦以湿纸裹而煨之。焙者，高置火上令干也。烂者，与炒同也。凡药不云炮炙者，皆洗去泥土，或日干，或焙干，或阴干。切者，断切而用。锉者，细切而用，或有粗锉者。又，李念莪《本草通玄》曰：煅则通红，炮则烟起，炒则黄而勿焦．烘与焙同，燥而不黄。今详如炙以物举于火七而燔之也、燎烧去毛也、淘犹洗濯也、泡与淘同义之类，二书所漏，亦间有之，须考索补足也。

藏药贮拟法

孙真人曰：存不忘亡，安不忘危，大圣之至教；求民之瘼，恤民之隐，贤人之用心。所以神农鸠集百药，黄帝纂录《针经》，皆备预之常道也。且人痾瘵，多起仓卒，不与人期，一朝婴已，岂遑知救？想诸好事者，可贮药藏用，以备不虞，所谓起心虽微，所救惟广。见诸世禄之家，有善养马者，尚贮马药数十斤，不见养身者有蓄人药一锱铢，以此类之，极可愧矣。贵畜而贱身，诚可羞矣。“伤人乎？不问马”，此言安用哉？至如人或有公私使命，行迈边隅，地既不毛，药物焉出？忽逢瘴疠，素不资贮，无以救疗，遂拱手待毙，以致夭殁者，斯为自致，岂是枉横？何者？既不能深心以自卫，一朝至此，何叹惜之晚哉？故置药藏法，以防危殆云尔。石药、灰土药、水药，根药、茎药、叶药、花药、皮药、子药，五谷、五果、五菜，诸兽齿、牙、骨、角、蹄、甲、皮、毛、尿、屎等药，酥髓、乳酪、醍醐，石蜜、砂糖、饴糖，酒、醋、胶、曲、蘖、豉等药，上件药，依时收采，以贮藏之。虫豸之药，不收采也。秤、斗、升、合，铁臼、木臼，绢罗、纱罗、马尾罗，刀砧、玉槌、瓷钵，大小铜铫铛釜、铜铁匙等，上合药所须，极当预备。凡药皆不欲数数晒暴，多见风日，气力即薄歇，宜熟知之。诸药未即用者，候天大晴时，于烈日中，暴令大干，以新瓦器贮之，泥头密封，需用开取，即急封之，勿令中风湿之气，虽经年亦如新也。其丸散以瓷器贮，蜜蜡封之，勿令泄气，则三十年不坏。诸杏仁及子等药，瓦器贮之，则鼠不能得之也。凡贮药法，皆须去地三四尺，则土湿之气不中也。《千金方》

又曰：夫寻方学之要，以救速为贵，是以养生之家，须遇合成熟药，以备仓卒之急。同上

按：真人之言，深切周详，洵医家之模范也。徐洄溪亦有论，曰：其丸散有非一时所能合者，倘有急迫之疾，必须丸散，俟丸散合就，而人已死矣。惟医家合之留待，当用者用之，不终弃也。又有不常用、不易得之药，储之数年，难遇一用；药肆之中，因无人问，则亦不备，惟医者自蓄之，乃可待不时之需耳云云。盖本诸真人也。又，时贤《产经》治横逆难产，催生铅丹方后曰：上譬如停水灭火，积年无用，偶尔不虞，乃救一时之急也。可谓能近取譬矣。

卷第十二

煮药总说

沈存中曰：古之饮药者，煮炼有节，饮啜有宜。药有可以久煮，有不可以久煮者，有宜炽火，有宜温火者，此煮炼之节也。宜温宜寒，或缓或速；或乘饮食喜怒，而饮食喜怒为用者；有违饮食喜怒，而饮食喜怒为敌者，此饮啜之宜也。而水泉有美恶，操药之人有勤惰，如此而责药之不效者，非药之罪也。《良方》序

病必择医，治必择药，临煎造制，切在恭诚，宜令亲信至意心明者，煎造忖度，最为的确。煎药铫器，除油垢腥秽；量水盏器，大小斟酌。用深小净铫内，下新净甜水，药末引物，一切都足浸匀，后诣火上，慢慢煎熬，合得分数，搅括周傍，勿令迸转，药熟，用稀疏纱绢滤，去滓取汁。《施圆端效方》〇按：《汤液本草》"东垣用药心法"内照图，并同，然此为详。

李濒湖曰：凡服汤药，虽品物专精，修治如法，而煎药者卤莽造次，水火不良，火候失度，则药亦无功。观夫茶味之美恶，饭味之甘餲[①]，皆系于水火烹饪之得失，即可推矣。是以煎药须用小心老成人，以深罐密封，新水活火，先武后文，如法服之，未有不效者。《本草纲目》

徐洄溪曰：煎药之法，最宜深讲，药之效不效，全在乎此。夫烹饪禽鱼羊豕，失其调度，尚能损人，况药专以之治病，而可不讲乎？其法载于古方之末者，种种各殊。如麻黄汤，先煮麻黄，去沫，然后加余药同煎，此主药当先煎之法也；而桂枝汤，又不必先煎桂枝，服药后须啜热粥，以助药力，又一法也；如茯苓桂枝甘草大枣汤，则以甘澜水，先煎茯苓；如五苓散，则以白饮和服，服后又当多饮暖水；小建中汤，则先煎五味，去渣，而后纳饴糖；大柴胡汤，则煎减半，去渣再煎；柴胡加龙骨牡蛎汤，则煎药成而后纳

---

① 餲（ai 爱）：食物经久而变味。

大黄。其煎之多寡，或煎水减半，或十分煎去二三分，或止煎一二十沸。煎药之法，不可胜数，皆各有意义。大都发散之药及芳香之药，不宜多煎，取其生而疏荡；补益滋腻之药，宜多煎，取其熟而停蓄，此其总诀也。故方药虽中病，而煎法失度，其药必无效。盖病家之常服药者，或尚能依法为之；其粗鲁贫苦之家，安能如法制度？所以病难愈也。若今之医者，亦不能知之矣，况病家乎？《源流论》

按：《说文》曰：鬻，烹也，煮。"鬻"，或从"火"。又曰：煎，熬也。《方言》曰：凡有汁而干，谓之煎。然则煮也者，投物于水，火以熟之之名；煎也者，火以干汁之名也。古方于汤药则曰煮，去滓则曰煎如柴胡泻心等汤，可以见焉，有物而熬尽其汁亦曰煎如鳖甲煎丸，可以见焉，其义与《说文》合。宋以来于汤药，一用"煎"字，甚失古义矣。枳实栀子汤，有"空煮"文，亦足知煮之义。《金匮》百合诸方用"煎"字，然《外台》引作"煮"字。又，古方有名煎者，系煎炼之谓，说见于第九卷中。张景岳命汤药以煎，可谓谬矣。

又按：主药煮法，洄溪之说为佳。更审经方，自有二义。盖药气味薄者，倘淡煮之，则力不纯，故葛根、茯苓之类以为主药，则必先煮之；气味厚者，倘浓煮之，则势必慢，故大黄、芒硝之类以为主药，则必后内之，犹是利汤、补汤之别矣。

又按：煮药器，唐恕斋《原病集》曰：银者为上，磁者次之。尤生洲《寿世青编》曰：必用砂铫瓦罐，如富贵家，净银之器煎之更妙。切忌油秽腥气，铜锡铁锅，或煎过他药者，必涤洁净，器口用纸蘸水封之。

煮药水火

陶隐居曰：凡煮汤，欲微火令小沸，其水数依方多少，大略二十两药，用水一斗，煮取四升，以此为准。按：《千金》此下曰：皆绞去滓，而后酌量也。盖本隐居《肘后方》序。然则利汤欲生，少水而多取汁按：《千金》曰：为病须快利，所以少水而多取汁；补汤欲熟，多水而少取汁按：《千金》曰：为病须补益，所以多水而少取汁，好详视之，不得令水多少。用新布，两人以尺木绞之，澄去垽浊，纸覆令密。温汤勿令鎗器中有水气，于熟汤上煮令暖亦好。服汤宁令小沸，热易下，冷则呕涌。《本草》黑字

若合治汤药，当取井花水，极令洁净，升斗勿令多少，煮之调和，一如其法。《玉函经》

凡煮药用迟火，火驶药力不出尽，当以布绞之，绵不尽汁也。同上

危达斋曰：汗下之药，每服煎至八分；对病药，煎至七分；滋补药，煎至六分。不可极干，亦不可猛火骤干，恐伤药力。《得效方》

吴茭山曰：煎药，要知补药、利药，行经、行气药，而用水多少。若煎补药．以十分之水，煎取四分之药；若利药，以十分之水，煎取六分之药。若行经、行气、脾胃等药，只宜时取。《活人心统》

按：仲景煮法不一，大约煮减半以上，隐居所谓"用水一斗，煮取四升"者，其义相合，盖久煮则药性和利也。利补异制，亦是一说。仲景方，桂枝加芍药生姜人参新加汤，及炙甘草汤，俱是补剂，而较他汤最浓煮，其理可见矣。如《外台》疗疟醇醨汤，乃系截药，非可常论者也。深师醇醨汤，生姜、乌梅、甘草、桂心、常山、蘘荷根，以水六升，煮取一升，曰醇，未发前，须顿服；更以水三升，煮取一升，曰醨，至发不断，复顿服。又引《备急》，有桂广州法醇醨汤，用大黄、甘草、常山，官阅。○《外台》《古今录验》疗水咳逆气，白前汤方后云：上四味切，以水一斗，内药．刻志水度，复加水七升，微火煎令至刻，去滓，次内药七种云云。又，《近效》五加酒，以木度深浅，与水平克之云云。按：此甚便，宜仿。火候，则仲景但于桂枝汤云"微火煮"，此隅反之辞，而《玉函》、隐居并祖其意。至后世诸家，稍分条例，今举其一二。吴仁斋《伤寒蕴要》曰：若发汗之药，必用紧火煎，取滤清，通口服之；若攻下之药，亦紧火煎，下大黄、朴硝，俱有次第，须温服；若补中、温中之药，宜漫火煎服之；若阴寒病急者，亦宜紧火急煎服之。李念莪《本草通玄》曰：补药须封固，文火细煎；利药宜露顶，武火速煎。尤生洲《寿世青编》曰：如煎探吐痰饮之剂，当用武火，取其急速，而发吐之也。此数说或有理，要好行小慧者已。

又按：煮药所用水火，《灵枢》有流水千里以外者八升，扬之万遍，取其清五升煮之，炊以苇薪；而仲景有甘烂水、潦水、泉水、东流水，盖皆取熟淡不助里饮。陈藏器"千里水及东流水说"，宜考。又有清浆水，殆取性凉解热也。朱丹溪《本草衍义补遗》，宜考。如其他诸方，当从《玉函》，用井华水为妙。然或有难遽辨，故吴仁斋《伤寒蕴要》曰：取新汲井水，若有咸味、苦咸者，皆不可用。此说为是。又，《儒门事亲》有"水解"一篇，文繁不录。又，梶原性全《万安方》"气病"中，引森立夫《可用方》人参汤煮法曰：要用劳水、陈芦，不然则水强火盛，药力不出也。性全更举《活人书》七味葱白汤为征，云：不独此药，诸煮汤法，皆须要弱水、微火也。虚劳、伤寒，产妇、老人、小儿，气力微者，尤可用劳水。此说亦是。又，《本草纲目》曰：火用

陈芦、枯竹，取其不强，不损药力也；桑柴火，取其能助药力；烰炭，取其力慢；栎炭，取其力紧；温养用糠及马屎、牛屎者，取其缓，而能使药力匀遍也。

药有别内汤中

陶隐居曰：凡汤酒膏中用诸石，皆细捣之如粟米，亦可以葛布筛令调，并以新绵别裹内中。其雄黄、朱砂辈，细末如粉。凡汤酒中用大黄，不须细锉，作汤者先以水浸令淹浃，密覆一宿，明旦煮汤，临熟乃内汤中，又煮两三沸便绞出，则势力猛，易得快利。凡汤中用麻黄，皆先别煮两三沸，掠去其沫，更益水如本数，乃内余药，不尔，令人烦。芒硝、饴糖、阿胶，皆须绞汤毕，内汁中，更上火两三沸，烊尽乃服之。《本草》黑字

甄氏曰：蜜、蔼、膏、髓类者，皆成汤内烊，令和调也。又，合汤用血及酒者，皆临熟内之，然后绞取汤也。《医心方》引《录验方》

孙真人曰：凡汤中用麝香、牛黄、犀角、鹿角、羚羊角、蒲黄、丹砂，须熟细末如粉，临服内汤中，搅令调和，合服之。按："蒲黄、丹砂"字，宋校本所无，今从真本及《本草·序例》引录。凡生麦门冬、生姜入汤，皆切，三捣三绞取汁，汤成去滓内之，煮五六沸，依如升数，不可共药煮之也。诸汤用酒者，皆临熟下。《千金方》

寇宗奭曰：《本草·第一·序例》言：犀角、羚羊角、鹿角，一概末如粉，临服内汤中。然今昔药法中，有生磨者，有煎取汁者。凡诸石，虽是汤酒中，亦须稍细，药力方尽出，效亦速，但临服须澄滤后再上火。不尔，恐遗药力，不见效。《本草衍义》

吴茭山曰：凡药中，沉香、木香，须煎药熟，去滓，方磨沉香、木香浓汁入药，凡再煎一沸服，不可同煎，服者慎之。《活人心统》

陈月朋曰：凡汤中加酒、醋、童便、竹沥、姜汁，亦候汤熟绞汁，盏内加入便服。

凡汤中用沉香、木香、乳香、没药，一切香窜药味，须研细末，待汤熟，先倾汁小盏调，服讫，然后尽饮。《本草蒙筌》

钱仲阳曰：钩藤久煎便无力，俟他药煎熟十余沸，投入即起，颇得力也。《本草汇言》

按：大黄水渍内汤中，《千金》《外台》往往见之，《伤寒总病论》魏炳

书后，亦有其说，且曰：内或用竹沥煎者，每四钱按：此言粗末药一服，水一盏二分，煎至七分，下竹沥三分，煎至七分。

又按：炙甘草汤、当归四逆加吴茱萸生姜汤，均酒水同煮，不临熟下者。又，石天基《传家宝》有“量小不能饮者，于服药之后，饮酒几杯”之说。《外科正宗》神授卫生汤后曰：病在上部，先服药，随后饮酒一杯；病在下部，先饮酒一杯，随后服药，以行药势。亦是一法。

引　药

汤龙溪曰：用药煎煮，或用姜葱，取其发散；或用枣，盖枣能和百药之力。《伤寒解惑论》

张介石曰：酒入药为引者，取其活血行经；姜入药为引者，取其发表注凝；小枣入药为引者，取其消散开胃；大枣入药为引者，取其补血健脾；按：枣分大小，多事殊甚。龙眼入药为引者，取其宁心利水；灯心入药为引者，取其得睡神归；葱白入药为引者，取其发散诸邪勿住；莲实入药为引者，取其清心养胃和脾。《资蒙医经》

按：药既配合为方，固无须引子之目，然宋以来书，于每方煮法内，必举其品，则欲用其方者，亦宜通知其例，故拈之于此。尤饲鹤《医学读书记》曰：兵无向导，则不达贼境；药无引使，则不通病所。新病且然，况伏邪乎？此理之所或然也。

去滓再煎

吴遵程曰：去滓再煎者，要使药性合而为一，漫无异同，并停胃中，少顷随胃气以敷布，而里之未和者遂无不和。所以方中既用人参、甘草，复加生姜、大枣，不嫌其复，全藉胃中天真之气为斡旋，盖取和之为义耳。甘草泻心汤、半夏泻心汤，三汤俱去滓复煎，亦同此义，以此三泻心皆治里未和之证，故皆取复煎以共行其事之义。《伤寒分经》

按：此系生姜泻心汤注文，即本于喻西昌《伤寒抉疑》论小柴胡汤。考大小柴胡、三泻心，及柴胡桂姜汤、旋覆代赭汤，并去滓再煎，盖寒热杂合之剂，此法为妙。然惟治病冷热相溷，结在一处者；倘冷热异位者，不敢再煎。详义见于拙著《伤寒论述义》。许弘《内台方议》曰：小柴胡汤，去滓再煎，取其清能入胆之义。误矣。

药滓再煮

陶隐居曰：凡建中、肾沥诸补汤，滓合两剂，加水煮，竭饮之，亦敌一剂新药。贫人可当依此用，皆应先暴令燥。《本草》黑字

按：补汤或宜再煮，其他概不可用。李念莪《本草通玄》曰：药滓再煮，殊非古法，味有厚薄，气有轻重，若取二煎，其厚且重者尚有功力，其轻且薄者已无余味，安在其君臣佐使之宜哉？考古方，惟《金匮》柴胡饮子，再合滓重煮。然旧说既疑非仲景方，乃足以确李氏之言矣。

作丸散酒膏法

陶隐居曰：凡丸散药，亦先切细，暴燥，乃捣之。有各捣者，有合捣者，并随方所言。其润湿药，如天门冬、干地黄辈，皆先切，暴，独捣令扁碎，更出细擘，暴干。若逢阴雨，亦以微火烘火工切之。既燥，小停冷，乃捣之。凡湿药，燥皆大耗，当先增分两，须得屑，乃秤之为正，其汤酒中不须如此也。凡筛丸药，用重密绢令细，于蜜丸易熟；若筛散草药，用轻疏绢，于酒中服，即不泥。其石药，亦用细绢筛，令如丸者。凡筛丸散药毕，皆更合于臼中，以杵捣之数百过，视其色理和同为佳也。凡渍药酒，皆须细切，生绢袋盛之，乃入酒密封，随寒暑日数，视其浓烈，便可漉出，不必待至酒尽也。滓可暴燥微捣，更渍饮之，亦可散服。凡合膏，初以苦酒渍令淹浃，不用多汁，密覆勿泄。云晬祖对切时者，周时也，从今旦至明旦．亦有止一宿者。煮膏，当三上三下，以泄其热势，令药味得出，上之使匝匝沸，乃下之使沸静，良久乃止，宁欲小小生。其中有薤白者，以两头微焦黄为候；有白芷、附子者，亦令小黄色为度。猪肪皆勿令经水，腊月者弥佳。绞膏，亦以新布绞之。若是可服之膏，膏滓亦可酒煮饮之；可摩之膏，膏滓则宜以傅病上，此盖欲兼尽其药力故也。凡用蜜，皆先火煎，掠去其沫，令色微黄，则丸经久不坏。掠之多少，随蜜精粗。《本草》黑字○按：原文更载各药修治，文繁，今不具录。

朱君辅曰：员药法，蜜剂，每药一斤，用蜜一斤；面糊剂，每药末一斤，用面四两，米粉亦如之。朱氏《集验方》

陈月朋曰：散，研成细末也，宜旋制合，不堪久留，恐走泄气味，服之无效尔。《本草蒙筌》

徐思鹤曰：凡草药烧灰为末，如栗叶、柏叶、茅根、蓟根、十灰散之类，必烧焦枯，用器盖覆，以存性。若如烧燃柴薪，煅成死灰，性亦不存而罔效矣。《古今医统》○按："栗叶"，疑"桑叶"

李濒湖曰：别有酿酒者，或以药煮汁和饭，或以药袋安置酒中，或煮物和饭同酿，皆随方法。又有煮酒者，以生绢袋药，入坛密封，置大锅中，水煮一日，埋土中七日，出火毒，乃饮。《本草纲目》

按：吴茭山《活人心统》曰：修合丸药，务在制度如法，一不如法，则用不效。譬如造酒，得法则味香甜，饮之能生精养血，快情忘忧；造不如法，则酒味苦酸，饮之则败胃生痰，非惟无益，而反有害。此笃论也。然诸修台剂，皆同此理，不啻丸药矣。

服药节度

病在胸膈以上者，先食后服药；病在心腹以下者，先服药而后食；病在四肢血脉者，宜空腹而在旦；病在骨髓者，宜饱满而在夜。《本草》白字○按：此引经文，犹是前卷七情之例。葛仙翁曰：按中黄子"服食节度"曰：服治病之药，以食前服之；服养生之药，以食后服之。吾以咨郑君：何以如此也？郑君言：易知耳。欲以药攻病，既宜及未食内虚，令毒势易行；若以食后服之，则药攻谷而力尽矣；若欲养生，而以食前服，药力未行而谷驱之以下，不得除上作益也。《医心方》引《抱朴子》

按：《素问》有"为后饭"之文，出"腹中论""病能论"。次注曰：饭后药先，谓之后饭仲景有"先食服"之语，出桃核承气汤、乌梅丸、赤石脂丸、赤丸、己椒苈黄丸、茵陈五苓散方后。又，桂技茯苓丸，每日食前服一丸。并未有食后服之法，盖《抱朴子》与经相协。平旦服，出十枣汤；空腹服，出薯蓣丸，亦并非四肢血脉之治，昼三夜二之类。仲景之意，不过使药气接续耳。要之，《本草》之言，宜附之别论。汪讱庵《医方集解》尝有疑辞，语意欠稳，仍不登载。利汤欲早，宜考后款。

又按：卢绍庵《一万社草》、冯楚瞻《锦囊秘录》说食前、食后之分，稍有可取，仍附之。卢曰：病在上，频而少，食后服；病在下，顿而多，食前服。此宗东垣，宜参次款频而少者，分数口徐徐吞咽，急则速过病所；顿而多者，引满一吸而尽，缓则不及攻病。食后腹饱，留恋于上；食前腹饥，迅达于下；病在中宫，不饥不饱，不疾不徐。此古法服药缓急先后次序。愚谓食前服者，须当缓行几步，体若困惫，扶坐良久，令人摩揉胸腹；食后服者，不可遽然行走，身虽矍铄，亦宜伏枕片时，屏息假寐；又于漏下五鼓服药，宿食消融，肠胃空虚，药易运行，尤为有益。冯曰：调理脾气者，宜食远而徐徐服之，药后勿就进食；调理肾元者，宜食前而顿服多服之，药后便可进食，若血食美味更佳，盖助精血，发生尤捷耳。

服药多少

陶隐居曰：凡云分再服三服者，要令势力相及，并视人之强羸、病之轻重，以为进退增减之，不必悉依方说也。《本草》黑字

凡服药多少．要与病人气血相宜。盖人之禀受，本有强弱；又贵贱苦乐，所养不同，岂可以一概论？况病有久新之异，尤在临时以意裁之。故古方云：诸富贵人骤病，或少壮肤腠致密，与受病日浅者，病势虽轻，用药宜多；诸久病之人，气形羸弱，或腠理开疏者，用药宜少。《圣济总录》

修而肥者，饮剂丰；羸而弱者，受药减。《褚氏遗书》

按：隐居之说，辞约义畅，能得仲景之旨。大抵仲景之方，大剂分服，小剂顿服；强人多服，羸者减用。既论于前卷“分量”条。而更有病势加剧，连进数剂，不论其人者。如桂枝汤，若汗不出，乃服至二三剂是也。有药与病阻，似觉病重，则从容施剂，以视其安者。如桂枝汤，若病重者，一日一夜服云云是也。说详于第四卷中。又，古方有杀药者以意增之之法，见《千金》排风汤后。又，《本草》“食盐”条，《图经》引《传信方》，或遇杀药人云云。此皆进食增减之之谓也。又，初和甫《养生必用方》云：世人服药，多只日间服之，往往夜间不服，致药力不相接续，药不胜病。而冬月夜永，尤非所宜。凡调理病人，当并夜间服药，《万安方》引。又，《医说》引《医余》，论大泻腹痛，暖药夜服。又，补药宜接续，既见第七卷中。亦是令势力相及之意也。如孙真人“后服渐少”之言，举在次条恐不可以为模则矣。又，李东垣《用药心法》曰：在上不厌频而少，在下不厌顿而多，少服则滋荣于上，多服则滋补于下。此本于“至真要大论”平气之道云云者。

服汤要温清

孙真人曰：凡服汤，欲得稍热，服之即易消下不吐，若冷则吐呕不下，

若太热则破人咽喉，务在用意。汤必须澄清，若浊令人心闷不解。中间相去，如步行十里久再服，若太促数，前汤未消，后汤来冲，必当吐逆。仍问病者，腹中药消散，乃可进服。凡服汤法，大约皆分为三服，取三升按：真本作“凡服汤，皆分三升，为三服”，宜从，然后乘病人谷气，强进一服，最须多，次一服渐少，后一服最须少，如此即甚安稳。所以病人于后气力渐微，故汤须渐少。《千金方》

按：汤欲热，本于陶隐居。见前“水火”条。须澄清，本于《玉函经》。《玉函经》：凡煎药，皆去沫，沫浊难饮，使人烦。详仲景方，皆去滓温服，正是此义。但生姜半夏汤小冷服，盖是反治；而解毒之药宜冷饮之者，以热饮则助其毒势也。隐居亦有“冷服者”“暖服者”之语，而后世其法稍繁。如景三阳《嵩崖尊生书》服药法则，虽殊失芜杂，姑存之以备酌夺，曰：急服，有通口直饮重剂治下部宜之，有趁热连饮轻剂、偶剂发汗宜之；缓服，有趁热徐徐小饮治肺病宜，有不用气随津自下治咽喉病宜；冷服，有寒剂冷服治大热病宜，有热剂冷服治假热病宜；热服，有热剂热服治大寒病宜，有寒剂热服；治假寒病宜温服，有补药温服，取温补意有平药温服；病不犯大寒热者宜空心服，有五更空心服，病在肾肝宜，取其再睡一番，药入肾肝，有早起空心服补下治下宜，有空心服后即压以食治肾恐妨心，治命门恐妨肺者宜；食后服，有食后即服病在胸膈者宜，有食远方服病在中脘者宜。或病在胸膈，用峻下药，恐饮食方在胃口，下早致胸结者亦宜；临卧服，有服后正卧病在胸膈，素有积者宜，有服后左右侧卧病在左右肋。使药直至病所，有服后去枕卧病在肺及在膈以上者宜；一二滚服发散治上病者宜，百十滚服温补治中脘病者宜；浓煎服治下部病者宜，去头煎服虚怯病，恐不胜药力者宜，巳未午初服。于阴中引提阳气宜，补中益气汤、提疟汤皆是。〇按：《千金》治九漏，矾石白术散后曰：病在上侧轮卧，在下高枕卧，使药流下。又，陈良甫《外科精要》引李嗣立曰：昔尝闻一名医讲论，凡人遇五更初，肾气必开，若一语言，咳嗽口唾，即肾气复合。遇肾开时，进一服平补药，其功效胜寻常服峻补之药十数服。并嵩崖所本。

又按：药有露宿服者，截疟用最有验，《千金》治疟，或间日发者，或夜发者，方后曰：铜器中渍药，露置星月下高净处，横刀其上。盖露者，暴露之谓也或用治痢，《千金》治热毒痢，用黄连及《三因》露宿汤之类或用治湿见《续易简方·后集》三生饮下，或用治脚气朱氏《集验方》五圣散，用瓦器盛贮，将纱片盖瓦器口，安顿屋上，露一宿，来早服，或用治骨蒸《圣惠》有柴胡汤，皆借天之正气以胜邪气者也。此本于刘默生《证治百问》，或以雾露之露为说者，误也。如魏氏沉附膏，盖以出火毒也。出《家藏方》“补益”中，曰：再煎略沸倾出，夏月则用冰雪浸极冷服之，冬则露一宿。

服补泻汗吐汤法

陶隐居曰：毒利药，皆须空腹补泻，其间自可进粥。《补阙肘后百一方》序

孙真人曰：凡服利汤，欲得侵早。凡服补汤，欲得服三升半，昼三夜一，中间间食，则汤气溉灌百脉，易得药力。凡服汤，不得太缓太急也。按：真本，此一句作。“若如此，则太太须缓，不得速急也”。又须左右仰覆卧，各一食顷，即汤势遍行腹中。又于室中行，皆可一百步许，一日勿出外，即大益。凡服治风汤，第一服厚覆取汗，若得汗，即须薄覆，勿令大汗，中间亦须间食，不尔令人无力，更益虚羸。《千金》

按：华元化曰：转下汤，为可早与，但当少与，勿令大下耳，少与当数其间耳《千金》引。蒋孝琬曰：凡服补汤者，相去远久；服泻汤，相去近。《医心方》引。《近效》婆罗门僧疗大风疾方后曰：服法，患大风者，用火为使，在室中重作小纸屋子，屋子外然火，令病人在纸屋中发汗。《外台》引此术为佳。

徐洄溪曰：发敢之剂，欲驱风寒出之于外，必热服而暖覆其体，令药气行于营卫，热气周遍，挟风寒而从汗解。若半温而饮之，仍当风坐立，或仅寂然安卧，则药留肠胃，不能得汗，风寒无暗消之理，而营气反为风寒所伤矣。通利之药，欲其化积滞而达之于下也，必空腹顿服，使药性鼓动，推其垢浊从大便解。若与饮食杂投，则新旧混杂，而药气与食气相乱，则气性不专，而食积愈顽矣。《源流论》

凡煎吐药汤及调散，或用酸米汤，或用白汤，或用稀米粥，须备十余盅，令病者顿服一盅，即用指探吐，药出再服一盅，亦随用指探吐，药出再服再吐，以顺溜快吐为度，则头额、身上自有微汗，所有病证轻减，即为中病，不必尽服余药。若过吐之，即使病尽除，恐损胸中阳气也。《医宗金鉴》

按：探吐，又有以篦子者，有以筋者，有以畚者，有以纸捻子者。有以钗股及鸡羽者，有以鹅翎少抹桐油于尖上晒干者。又用吐紧勒肚腹，见《丹溪心法》。又用药吐如下，以醋饭止之，古方往往谓之。吐不止者用之，出《千金》“咳嗽”中。泻不止者用之，出《千金》妊娠朴硝荡胞汤、《外台》《必效》疗癖方、《近效》大麝香丸后，及《本草》“续随子”条，日华子说。又，诸剂服法，互见前卷，宜相参。

服药不必尽剂

杨仁斋曰：治寒以温，治热以凉，但中病即止，矫枉则过正也。盖凉药频施，必至于呕恶沉冷；温药频施，必至于烦躁哄热。所贵酌量权度，一毫无过用焉，是为活法。《直指方》

唐恕斋曰：如当汗当下，逐水发吐之剂，皆一时攻邪，岂宜再服？故皆中病而已，不必尽剂。《原病集》

按：此说本于《伤寒论》"可汗吐下篇"，成聊摄注解曰：要在适当，不欲过也。又曰：如承气汤证云：若一服利，则止后服。又云：若一服谵语止，更莫复服。是不尽剂也。

呕家服汤法口噤

孙真人曰：凡服汤，呕逆不入汤者，先以甘草三两，水三升，煮取二升，服之得吐，但服之不吐益佳。消息定，然后服余汤，即流利更不吐也。《千金方》

按：此法甚验。又，《本草》"柿"条，陈藏器曰：火干者名乌柿，人服药口苦及欲吐逆，食少许，立止。又，《圣惠》"开内障眼论"曰：凡欲下针，预向人说，忽恐下手疾，人惊骇呕吐云云。或吐不定，含白梅咽津，仍预先含之，吐逆盛即难止。

吴仁斋曰：凡呕而不止者，药内必少加生姜汁一二匙，服之最效。凡服药，宜徐徐呷下，不可急也。《伤寒蕴要》

孙台石曰：诸病惟呕证不能纳药，服时欲呕，预备姜汤兼送，更以炒盐二包轮熨喉下至胸，多炒频熨即安。《简明医彀》

陈飞霞曰：大凡呕吐不纳药食者，最难治疗，盖药入即吐，安能有功？又切不可强灌，胃口愈吐愈翻，万不能止。予之治此颇多，先将姜汤和土，作二泥丸，塞其两鼻，使之不闻药气；然后用对证之药煎好，鲜出澄清，冷热得中，止服一口即停之；半时之久，再服一口，又停之；良久服二口，停之少顷，则任服不吐矣。斯时胃口已安，焉能得吐？愚人不知，明见其吐药不纳，偏以整杯整碗强灌之，则一吐倾囊而出，又何药力之可恃乎？《幼幼集成》

按：生姜半夏汤，煮取一升，小冷，分四服。《千金》治脚气上入腹，腹急上冲胸，气息欲绝，半夏汤，初稍稍进。恐气冲上，格塞不得下，小小服，通人气耳。并是吴氏所本。又，曾省翁《活幼心书》必胜散，治小儿、大人病中闻药气即恶心干呕，不能疗者，川白芷，铿晒或焙，研为细末，抄一字及半钱于舌上，令其自化；或用掌心盛之，以舌舐咽云云。

又按：口噤，难下药者，或药熨心胸，或搐药鼻中，或揩药齿龈，俟牙关开，而后内套剂，方见于第九卷“熨法”及“导法”后。

小儿服汤法

刘通真曰：一月以内可与百日同，周岁可与二岁同，三岁可与四岁同，五岁可与六岁同。同者，谓其多少为一服。虽然，大约如此，更详其疾之轻重而增减之。孙思邈言：龙胆、调中二汤云：儿生一日至七日，取一合，分三服；生八日至十五日，取一合半，分三服；生十六日至二十日，取二合，分三服；生二十日至三十日，取三合，分三服；生三十日至四十日，以五合分三服，恐五合未得，自斟酌。上此二方，准一日已上四十日以来儿，方法具此。后欲处方者，宜一准此为率。乃至五六岁，皆节次加减之，不烦重述。《幼幼新书》引《万全方》

按：小青龙加石膏汤方后曰：小儿服四合。盖大约言也。《千金》又曰：四十日至六十日儿，六合为三服；六十日至百日儿，一服二合半；百日至二百日儿，一服三合出恒山汤方后。升麻汤、紫菀汤并同；二百日至期岁，一服五合出五香连翘汤方后；五岁儿，服一升；二岁服六合治咳逆喘息如水鸡声方；五六岁者，一服四五合；七八岁者，一服六合；十岁至十四五者，加大黄半两，足水为一斗，煮取六升半，分三服五香枳实汤。盖五岁以下，说有异同，或随药力紧慢者，要皆用小量也。

又按：与药之法，古方有以绵著汤中，捉绵滴儿口中者《千金》桂枝汤之类；又有敷药乳头，令儿和乳咽之者《肘后》《千金》、钱氏等此法甚多，又有令乳母服药者，《千金》，耆婆万病圆之类，今俗亦皆为之。

服丸散酒法

若用毒药疗病，先起如黍粟，病去即止，不去倍之，不去十之，取去为

度。《本草》白字

陶隐居曰：上本说如此。按今药中，单行一两种有毒物，只如巴豆、甘遂之辈，不可便令至剂尔。如经所言，一物一毒，服一丸如细麻；二物一毒，服二丸如大麻；三物一毒，服三丸如胡豆；四物一毒，服四丸如小豆；五物一毒，服五丸如大豆；六物一丸，服六丸如梧子。从此至十，皆如梧子，以数为丸。而毒中又有轻重，且如狼毒、钩吻，岂同附子、芫花辈邪？凡此之类，皆须量宜也。同上，黑字

按：寇宗奭曰：凡服药多少，虽有所说“一物一毒，服一丸如细麻”之例，今更合别论。缘人气有虚实，年有老少，病有新久，药有多毒少毒，逐事斟量，不可采此为例。但古人凡设例者，皆是假令，岂可执以为定法？此说有理。

又曰：凡散，日三者，当取旦、中、暮进之；四五服，则一日之中，量时而分均也。《肘后百一方》序

孙真人曰：凡丸药，皆如梧桐子大。补者十丸为始，从一服渐加，不过四十丸，过亦损人。云一日三度服，欲得引日多时，不阙药气，渐渍熏蒸五脏，积久为佳。不必顿服早尽为善，徒弃名药，获益甚少。《千金方》

按：丸散汤使，隐居称有须酒服者、饮服者，而仲景所用不过三四。沸汤服，取其温养；酒服，取其宣达《医心方》引蒋孝琬曰：用散和酒服之，酒能将药气行入人穴中以祛邪。《圣济总录》曰：古法服药，多以酒者，非特宣通血气而已，亦以养阳也。又，治漏风，四神散方后曰：以热酒一升投之，如饮酒不得人，用沸汤投之亦得。盖本于备急丸，以暖水若酒服；白饮服，取其适胃；浆水服，取其清热是已。降至宋元，随证异法，不胜枚举。又，孙台石《简明医彀》曰：如细丸，汤送；大丸及末药，先以汤调匀，添汤咽下。

又按：古人用丸散，欲其黏滞膈胃，浸润为功者，服饵之际，别自有法。丸有噙化，既详于第九卷散有吸咽，《千金》“咳嗽门”，有钟乳七星散等三方，云：治下筛作如大豆、七聚七星形，以小筒吸取，酒送下云云。宜阅原文有舐吃，《永类钤方》，暴嗽，立安散，皂角、江子、半夏、杏仁，为末，每服半钱，生姜汁调，放手心，用舌点舐之，立效。又，“喘急”中有选奇七七散。又，《医方集成》翻胃，此证如水谷并不能下，《方便集》中一方用丁香、附子，为末，于掌中舐吃，亦一法也。又载有一方，今不录。又，《活幼心书》速效散，治长成小儿因他物成跌著，触损两目，血胀肿痛，荆芥、薄荷、草决明、甘草，为粗末，和半生半炒芝麻等分，抄二钱，在掌中盛，以干吃咀嚼，味尽吐去渣，三五次即效。又，必胜散，见于前皆宜临证择用焉。

孙真人曰：凡服酒药，欲得使酒气相接，无得断绝，绝则不得药力。多少皆以知为度，不可令至醉及吐，则大损人也。《千金方》

按：陈月朋《本草蒙筌》曰：药酒，补虚损证，宜少服旋取效；攻风湿证，宜多饮速取效。斯言为是。

服药不可与食相连

凡药势与食气不欲相逢，食气消即进药，药气散即进食，如此消息，即得五脏安和。非但药性之多少，其节适早晚，复须调理。今所云先食、后食，盖此义也。《圣惠方》○按："非但"以下数句，本《本草》黑字中语

杨远林曰：切不可饮食未久而即服药，服药未久而即饮食，使肠胃中药食混乱，虽灵丹亦难奏效。必须两相调停，度量时候，方可服药，服后再加之以坐卧安养，约有三四时刻，或人行四五里之地，以伺药力循行经络，方可饮食，两无妨也。虽有不拘时者，亦不可连饮食。《奇效单方》

按：《千金》服饵法，"凡人通风发"条中曰：汤消即食粥，粥消即服汤。《圣惠》盖本于此。又，卢绍庵《一万社草》曰：多饮茶酒汤水，譬如酒添水则味淡，服药甫及碗许，汤水倍之，药力减矣。尤生洲《寿世青编》曰：食不得杂，杂则物性或有相反，苟能慎之，服药自效。并笃论也。

服药禁忌

陶隐居曰：服药不可多食生胡荽，及蒜、鸡、生菜，又不可食诸滑物、果实等，又不可多食肥猪、犬肉，油腻、肥羹，鱼鲙、腥臊等物。

服药，通忌见死尸及产妇淹秽事。《本草》黑字

谢士泰曰：凡禁之法，若汤有牽按：即"触"字，服竟五日忌之。若丸散酒中，有相违牽，必须服药竟之后十日，方可饮啖。《医心方》引《删繁论》

孙真人曰：凡服汤三日常忌酒，缘汤忌酒故也。《千金方》

又曰：凡服药，皆断生、冷、酢、滑，猪、犬、鸡、鱼，油、面、蒜及果实等。其大补丸散，切忌陈臭、宿滞之物。同上

又曰：凡饵汤药，其粥食肉菜皆须太熟，熟即易消，与药相宜。若生则难消，复损药力。仍须少食菜及硬物，于药为佳，亦少进盐酢乃善。亦不得苦心用力及房室喜怒。是以治病用药，力惟在食治，将息得力，太半于药

有益。同上

古方逐名下，并载禁忌，谓如理中丸，合忌桃、李、胡荽、大蒜、青鱼、鲜菘菜等物。即使服饵者，多致疑惑，自非单行久服饵者，当依此法；仓卒治病，不必拘忌。《圣济总录》

按：隐居、真人及《医心方》并有某药忌某物说，当参阅。《备预百要方》曰：凡服药，通忌生、冷、油、滑。生，谓不煮熟之物；冷，谓性冷，莴苣、荞麦之类；油，谓胡麻等；滑，谓葵、莼之类。攻冷，又谓体冷之物；油，又谓膏脂之属。《百要方》未为当。又，石天基《传家宝》曰：或有服药之人，畏其味苦，乃以圆眼、大枣适口，若补药则无可妨，倘发散汗下药，则因甜阻滞，不效矣。此说为然。